医療用医薬品広告規制ハンドブック

第2版

Handbook of Japanese Regulations
on Advertisement of Prescription Drugs

ファーマ・インテグリティ株式会社　　監修
弁護士・ニューヨーク州弁護士　木嶋洋平　編著

薬事日報社

はじめに

　本書は，医療用医薬品の広告活動及び情報提供活動に関し，基本的な規制の構造と監視の仕組み，過去の違反疑義事例と関係条文等の資料をコンパクトにまとめた書籍である。

　近年，医療用医薬品の広告活動を含む情報提供活動に対する規制は強化されている一方，その規制に関して一元的にまとめている書籍が存在していなかった。そのため，医療用医薬品の広告活動及び情報提供活動に関わる人たちのデスクサイドに置いていただくことを想定している。

　このたび，販売情報提供活動監視事業の事例の蓄積などが生じたことから改訂を行い，第2版として発行することとした。

　また，製薬企業におけるコンプライアンスの実務に携わる者としてしばしば遭遇する問題に，日本における医療用医薬品に関するコンプライアンス規制の概要を，海外に所在する本社ないし子会社等のマネージャー等に伝達することの困難性がある。近年において製薬企業は外資・内資問わずに国際化が進んでおり，社内規程や手順書などをグローバルに統一ないし一定程度ハーモナイズする動きがみられる。しかしながら，医薬品，医療機器等の品質，有効性及び安全性の確保等に関する法律（薬機法）を中心とする「ハードロー」のみだけではなく，厚生労働省のガイドラインや業界団体の自主規範といった「ソフトロー」も複雑に絡み合った日本におけるコンプライアンス規制の全体像を海外の社員等に伝達するのは，公的な英訳資料が限られていることもあり，必ずしも容易ではない。そこで，本書においては，一つの試みとして，広告活動及び情報提供活動に対する日本の規制の概要につき英訳を行った。販売情報提供活動ガイドラインにおける文言を含め公定訳がない場合がほとんどであるので，あくまで社内コミュニケーションのための参考資料として利用されることを想定している。国内外とのコミュニケーションの一助としていただければ幸いである。

　本書の作成にあたっては，ファーマ・インテグリティ株式会社に監修をいただいたほか，薬事日報社の皆様に多大なるご支援・ご助力をいただいた。この場を借りて深く御礼を申し上げる。

　2024年3月

弁護士・ニューヨーク州弁護士　木嶋洋平

本書を利用するにあたっての留意点

① 本書は医療用医薬品の広告活動及び情報提供活動に関する基本的な資料を収める
ように努めたが，そのすべてではない。特に，医療用医薬品の資材作成にあたって
は，日本製薬工業協会（以下「製薬協」）の「医療用医薬品製品情報概要等に関する作
成要領」（以下「作成要領」）が，製薬協の非加盟会社を含めて広く事実上のスタン
ダードとなっているほか，「販売情報提供活動監視事業」（第3章参照。以下「監視事
業」）の判断基準の一つとなっているなど，大きな影響力を持っている。また，そ
の他にも製薬企業の情報提供に関連する製薬協の発信文書なども存在する。ただ
し，本書は，基本的には薬機法の広告規制に基づく公的な規制をまとめた書籍であ
ることから，上記のような文書類はカバーされていないことをご容赦願いたい。そ
の意味で，担当する業務によっては，本書は作成要領等と併せてデスクサイドに置
くことが有用であろう。

② 本書における英訳は，可能な限り公的機関が作成した文書類に基づくように心が
けて行ったが，「はじめに」でも述べているとおり，ほとんどの場合において公定
訳ではない。

　例えば，「医療用医薬品」や「適正広告基準」，「販売情報提供活動」といった基本
的な用語でさえも，統一された訳語は存在しない。本書は，このような限界を承知
の上で，必ずしもコンプライアンス部門等の社内リソースが十分でない企業におい
て「誰かが作ったものがあると助かる」，「概要が英語でまとまっていると海外マ
ネージャー等に説明しやすい」という実務的ニーズを想定し，英訳を試みたもので
ある。しかしながら，本書は訳語そのもののスタンダード化を企図したものではな
いため，各企業においてすでに決まった訳語がある場合は，そちらを優先させてい
ただきたい。

③ 「令和の大改正」と呼ばれる改正薬機法は，2019（令和元）年11月27日に成立し，
同年12月4日に公布された。また，施行にあたっては，2020（令和2年）9月1日，
2021（令和3）年8月1日，2022（令和4）年12月1日と段階的に実施され，本書に関
連する「虚偽・誇大広告による医薬品等の販売に対する課徴金制度」の規定につい
ては，令和3年8月1日に施行となり，その適用が開始されている。

　本書の記載内容については，原則として本書作成時点での最新の事項を反映して
いるが，発行時期による時間差のため，必ずしも反映できていない場合が考えられ
る。特に法令，通知等に関する事項については，読者の皆様において，改めて適宜
確認されるようご留意願いたい。

目 次

第1章 医療用医薬品の広告に関する規制

1 広告の定義

「医薬品，医療機器等の品質，有効性及び安全性の確保等に関する法律」(以下「薬機法」)における医薬品等の「広告」については，厚生労働省(以下「厚労省」)の行政通知により，次のように定義されている。

①顧客を誘引する(顧客の購入意欲を昂進させる)意図が明確であること
②特定医薬品等の商品名が明らかにされていること
③一般人が認知できる状態であること

「薬事法における医薬品等の広告の該当性について(平成10年9月29日医薬監第148号厚生省医薬安全局監視指導課長通知)」

これらの要件は，一般にそれぞれ，①誘引性，②特定性，③認知性と呼ばれている。

コラム

ディオバン事案

　ディオバン事案の上告審で，最高裁判所は，2021年6月28日，薬事法(当時)第66条(虚偽・誇大広告)違反に問われたノバルティスファーマと同社元社員を無罪とした高裁判決を支持し，検察側の上告を棄却する決定を言い渡した。学術論文を学術雑誌に投稿し掲載してもらう行為を広告と認定するかが争点となったが，最高裁は，「記事を広告し，記述し，又は流布」する行為は，特定の医薬品等に関し，当該医薬品等の購入・処方等を促すための手段として，不特定又は多数の者に対し，同項所定の事項を告げ知らせる行為をいうと解するのが相当である」としたうえで，「同項の規制する特定の医薬品等の購入・処方等を促すための手段としてされた告知といえるか否かは，当該告知の内容，性質，態様等に照らし，客観的に判断するのが相当である」とした。そのうえで，「本件各論文は，医科大学大学院に所属する研究者であり医師である者らによって実施された本件臨床試験の補助解析及びサブ解析の結果を取りまとめた学術論文」であり，「本件各論文の本件各雑誌への掲載は，特定の医薬品の購入・処方等を促すための手段としてされた告知とはいえず，薬事法66条1項の規制する行為に当たらないというべき」とした。

2 薬機法上の規制

医薬品の広告に関する薬機法上の関連条文は，次の3条文である。

chapter I

Regulations related to advertisement of prescription drugs

1 Definition of advertisement

"Advertisement" for pharmaceuticals in the Act on Securing Quality, Efficacy and Safety of Products Including Pharmaceuticals and Medical Devices (hereinafter referred to as the "Pharmaceuticals and Medical Devices Act") is defined as follows by the notification issued by the Ministry of Health, Labour and Welfare (hereinafter referred to as the "MHLW").

(i) clearly intended to induce consumers to purchase products (or intended to enhance motivation of
    customers to purchase products) ;
(ii) present the commercial name and class clearly such as specified pharmaceuticals ; and
(iii) is accessible to general public.

"Applicability of Advertisement of Pharmaceuticals, etc. in the Pharmaceutical Affairs Law (PMSB/IGD Notification No. 148 by the Director General of Pharmaceutical and Medical Safety Bureau, MHLW, dated September 29, 1998)"

Generally, the requirement (i) (ii) (iii) are referred as "induction", "specificity", and "accessibility".

Column

Diovan Case

On June 28, 2021, the Supreme Court upheld the judgment of Tokyo High Court, which rendered the innocent judgment for Novartis Pharma and its former employee concerning the violation of Article 66 (False and Exaggerated Advertisement) of the Pharmaceutical Affairs Law (then) and dismissed the final appeal by the prosecution. The issue was whether the act of posting and publishing academic papers in academic journals was regarded as an advertisement. The Supreme Court interpreted that under the provision of the Law, the phrase "advertising, writing, or disseminating articles" means the act of notifying an undefined or vast populace concerning the matters specified in the corresponding paragraph, for the purpose of encouraging the purchase or prescription of a particular drug. The Supreme Court also stated that "whether or not such notification should be regarded as a means of encouraging the purchase or prescription of a specific drug should be judged objectively in light of the content, nature, and mode of the notification". The paper in question is "an academic paper compiling the results of supplementary analysis and sub-analysis of clinical trials conducted by researchers affiliated with the Graduate School of Medicine who are Medical Doctors". Therefore, "the publication of the articles in this case in the journals may not be regarded as a means of encouraging the purchase or prescription of a specific drug, and it may not fall under the conduct prohibited by Article 66, para.1 of the Pharmaceutical Affairs Law".

2 Regulations under the Pharmaceuticals and Medical Devices Act

The relevant provisions of the Pharmaceuticals and Medical Devices Act pertaining to advertisement of pharmaceuticals are as follows :

図表1　薬機法上の規制

規制条文	内容
第66条 虚偽・誇大広告の禁止	○医薬品等の名称，製造方法，効能，効果，性能に関する虚偽・誇大な記事の広告・記述・流布の禁止。 ○医薬品等の効能，効果，性能について，医師等が保証したと誤解を与えるおそれのある記事の広告・記述・流布の禁止。 ○堕胎暗示，わいせつ文書・図画の使用禁止。
第67条 特定疾病用医薬品等の広告の制限	○政令で定めるがんその他の特殊疾病に使用されることが目的とされている医薬品等について，医薬関係者以外の一般人を対象とする広告の制限。
第68条 承認前の医薬品等の広告の禁止	○承認（又は認証）前の医薬品等について，その名称，製造方法，効能，効果，性能に関する広告の禁止。

3　医薬品等適正広告基準
（平成29年9月29日薬生発0929第4号厚生労働省医薬・生活衛生局長通知）

　図表1のとおり，薬機法上は医薬品の広告を直接的に規制する条文は3条文しかない。そこで，医薬品等適正広告基準において，薬機法第66条第1項についての解釈を示すとともに，医薬品等の本質に鑑み，その広告の適正を図るため，医薬品等について，消費者の使用を誤らせる，乱用を助長させる，または信用を損なうことがないよう遵守すべき事項を示している。

図表2　医薬品等適正広告基準による規制

対象となる広告	新聞，雑誌，テレビ，ラジオ，ウェブサイト及びソーシャル・ネットワーキング・サービス等の全媒体における広告。
広告を行う者の責務	○使用者が医薬品等を適正に使用することができるよう正確な情報の伝達に努めること。 ○医薬品等の品位を損なうまたは信用を傷つけるおそれのある広告の禁止。
製造方法関係	実際の製造方法と異なる表現またはその優秀性について事実に反する認識を与えるおそれのある表現の禁止。
効能・効果，性能及び安全性関係	○承認等を受けた効能・効果等の範囲をこえる表現の禁止。 ○成分・分量等について虚偽・不正確な表現等を用いて効能・効果等または安全性について事実に反するおそれのある広告の禁止。 ○用法・用量について承認範囲をこえた表現や不正確な表現等を用いて効能・効果等または安全性について事実に反するおそれのある広告の禁止。 ○効能・効果等または安全性を保証する表現の禁止。 ○効能・効果等または安全性について最大級の表現等の禁止。 ○速効性，持続性等について，医学，薬学上認められている範囲をこえた表現の禁止。 ○本来の効能・効果等と認められない表現の禁止。等
その他	○過量消費または乱用助長を促すおそれのある広告の禁止。 ○医療用医薬品の一般人を対象とする広告の禁止。 ○他社製品の誹謗広告の禁止。 ○医薬関係者等の推せん等の表現の禁止。

Chart 1   Regulations on advertisement under the Pharmaceuticals and Medical Devices Act

Relevant Provisions	Description
Article 66 Prohibition of false and exaggerated advertisement	○Prohibition of advertisement, descriptions, and dissemination of false and exaggerated articles on the names, manufacturing process, efficacy and effects or performance of pharmaceuticals, etc. ○Prohibition of advertisement, descriptions, and dissemination of articles that may cause misunderstanding that physicians, etc. guarantee the efficacy, effects or performance of pharmaceuticals, etc. ○Prohibition of use of implication of abortion and obscene statements or diagrams.
Article 67 Restriction on advertisement of pharmaceuticals, etc. for designated diseases	○Restriction on advertising pharmaceuticals, etc. used for the treatment of cancer and other special diseases specified by Cabinet Order to the general public other than healthcare professionals.
Article 68 Prohibition of advertisement of pharmaceuticals prior to approval	○Prohibition of advertisements on the names, manufacturing processes, efficacies, effects or performance of pharmaceuticals, etc. prior to their approval or certification.

3 Standards for Proper Advertisement of Pharmaceuticals, etc.
(PMSB Notification No. 0929-04, dated September 29, 2017)

As mentioned above, there are only three provisions that directly regulate advertisement of pharmaceuticals under the Pharmaceuticals and Medical Devices Act. In light of the essence of pharmaceuticals etc., Standards for Proper Advertisement of Pharmaceuticals, etc. (the "Standards for Proper Advertisement") provide the explanation of Article 66, Paragraph 1 of the Pharmaceuticals and Medical Devices Act, as well as the items to be observed with respect to pharmaceuticals, etc. so as not to lead the customers to misuse, abuse, or not to lose the credibility of pharmaceuticals etc.

Chart 2   Regulations on advertisement under the Standards for Proper Advertisement

Applicable Advertisement	○Advertisement in all media, including newspapers, magazines, televisions, radios, websites, and social networking services
Responsibility of the Advertiser	○To endeavor to communicate accurate information to the users so that they can use pharmaceuticals, etc. properly ○Prohibition of advertisements that may impair the dignity of pharmaceuticals or jeopardize the credibility of pharmaceuticals
Manufacturing Method	○Prohibition of expressions that differ from the actual manufacturing process or that may give recognition contradictory to the facts about their superiority.
Efficacy, Performance, and Safety	○Prohibition of expressions exceeding the range of approved indications, etc. ○Prohibition of advertisements using false or inaccurate expressions of ingredients and quantities that may contradict the facts about their indications or safety ○Prohibition of advertisements using wordings that goes beyond the approved range or inaccurate wordings that may contradict the facts about efficacy or safety ○Prohibition of expressions guaranteeing the efficacy or safety of the pharmaceuticals, etc. ○Prohibition of maximum expressions regarding efficacy or safety ○Prohibition of expression of quick-acting, long-acting, etc. that exceed medically-or-pharmaceutically-recognized range ○Prohibition of expressions not deemed to be original indications, etc.

4 広告規制違反に対する制裁

(1) 刑事上の措置

　未承認の医薬品を製造販売した場合は，3年以下の懲役もしくは300万円以下の罰金またはその併科（第84条），虚偽誇大広告を行った場合は，2年以下の懲役もしくは200万円以下の罰金またはその併科（第85条）とされている。

(2) 行政上の措置

　厚生労働大臣は，医薬品の製造販売業者に薬機法やこれに基づく命令の規定に違反する行為があった場合で，保健衛生上の危害の発生または拡大を防止するために必要があるときは，その製造販売業者に対して，その業務の運営の改善に必要な措置を採るべきことを命ずることができる（業務改善命令。第72条の4第1項）。

　また，厚生労働大臣は，虚偽・誇大広告を行った者に対して，その行為の中止，その行為が再び行われることを防止するために必要な事項又はこれらの実施に関連する公示その他公衆衛生上の危険の発生を防止するに足りる措置をとるべきことを命ずることができる（違反広告に係る措置命令等。第72条の5）。

5 広告規制違反に関する実際の事例

　武田薬品工業の高血圧症治療薬「ブロプレス」の販売促進用資材等が，薬機法第66条第1項の誇大広告に当たるとして，厚生労働省は2015（平成27）年6月に薬機法第72条の4第1項に基づき業務改善命令を行った。なお，本件は，誇大広告により厚労省が薬機法第66条違反で行政処分を行った初めての事例となった。

　ブロプレスの販売促進用資材のうち，「切り札は多い方がいい」というキャッチコピーとともに，「CKD」，「糖尿病」，「夜間高血圧」，「高齢者」，「OVER 140/90」と書かれた5枚のカードが掲載されたものがあった。これは，ブロプレスが医薬品の効能・効果として承認を得ていた「高血圧症」以外の効能・効果を暗示させるものであるとして，誇大広告にあたると判断された。また，ブロプレスと他社の高血圧薬との効果を比較した臨床試験（CASE-J試験）の結果を掲載した広告資材では，ブロプレスと他社の高血圧薬との効果に有意差はないという結果であったにもかかわらず，あたかも有意差があるような印象を与える矢印を加えたり，グラフの交差を「ゴールデンクロス」と表現する等，ブロプレスの優位性が強調されており，誇大広告にあたると判断された。

Other	○ Prohibition of advertisement that may encourage overconsumption or abuse ○ Prohibition of advertisement of prescription drugs to the general public ○ Prohibition of advertisement to defame other companies' products ○ Prohibition of expressions such as recommendations by healthcare professionals, etc.

Sanctions against non-compliance of regulations on advertisement

(1) Criminal measures

A person who manufactured and marketed an unapproved drug shall be imprisoned with work for not more than 3 years, a fine of not more than 3 million yen, or both (Article 84). Imprisonment with work for not more than 2 years, a fine of not more than 2 million yen, or both will be imposed for a false and exaggerated advertisement (Article 85).

(2) Administrative measures

The Minister of MHLW may order the marketing authorization holders of pharmaceuticals to take the measures necessary to improve its operations if they have violated the provisions of the Pharmaceuticals and Medical Devices Act or orders based thereon when necessary to prevent the occurrence or spread of health and hygiene hazards (orders for improvement of operations, Article 72-4, Paragraph 1).

The Minister of MHLW may order a person who has provided a false or exaggerated advertisement to discontinue the act, to take the measures necessary to prevent the reoccurrence of the said act or to give public notice of the matters relating to implementation of such measures and take other measures sufficient to prevent the occurrence or spread of hazards in health and hygiene (order to take measures, etc. for advertisement in violation, Article 72-5).

5 Actual examples of illegal advertisement

MHLW judged that Takeda Pharmaceutical Company's promotional materials for Blopress, a treatment for hypertension, constituted an exaggerated advertisement under Article 66, Paragraph 1 of the Pharmaceuticals and Medical Devices Act, and issued the order for improvement of operations in accordance with Article 72-4, Paragraph 1 of the Act, in June 2015. This was the first case in which MHLW issued an administrative disposition in violation of Article 66 of the Pharmaceuticals and Medical Devices Act due to an exaggerated advertisement.

There were several promotional materials for Blopress which were regarded as exaggerated advertising. For instance, there was a picture of five cards labeled "CKD", "diabetes", "nocturnal hypertension", "elderly" and "OVER 140/90", with a catchphrase, "it is preferable to have more cards". This was judged as an exaggerated advertisement of Blopress because it implied an indication other than "hypertension", which was the approved indication of Blopress. Another material was judged to be an exaggerated advertisement since it emphasized the superiority of Blopress by adding arrows that gave an impression of significant difference and expressing the crossing-over in a graph as "golden cross" while the results of clinical trials (CASE-J trial) comparing the effects of Blopress with other companies' antihypertensive pharmaceuticals showed no significant difference.

図表3　医薬品広告に関する違反事例

違反広告の内容

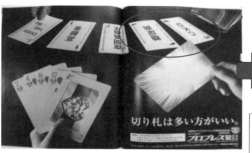

○「ブロプレス」が医薬品の効能・効果として承認を得ていた「高血圧症」を逸脱する効能・効果（「糖尿病」,「CKD（慢性腎臓病）」）を暗示。
→薬機法第66条で禁止する誇大広告に該当

<記載引用>
この（グラフ）の交差はCASE-Jで初めて明らかになったゴールデンクロスであり

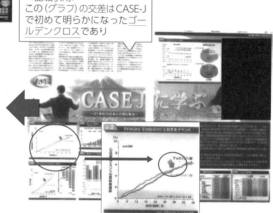

○「ブロプレス」と他社の高血圧薬との効果を比較した臨床試験（CASE-J試験）の結果を広告資材にしたもの。
○両剤の効果に有意差はないという試験結果であったにも関わらず，結果を表したグラフにあたかも有意差があるような印象を与える矢印を加えたり，記事中でグラフの交差を「ゴールデン・クロス」と表現するなど自社製剤の有意性を強調。
→薬機法第66条で禁止する誇大広告に該当

2018（平成30）年4月11日厚生科学審議会医薬品医療機器制度部会資料2を参考に作成
https://www.mhlw.go.jp/file/05-Shingikai-10601000-Daijinkanboukouseikagakuka-Kouseikagakuka/
0000203048.pdf

6　課徴金制度の導入による制裁の強化

（1）課徴金制度導入の背景

　このように，日本においては医薬品に関する虚偽・誇大広告や，未承認の医薬品等の広告・販売等の薬機法違反事例が散見されており，減少していない状況にある。これらの薬機法違反は，経済的利得を主たる目的として行われていると考えられるものがあり，特に虚偽・誇大広告の事例に対して，当該違法行為によって得られた経済的利得を徴収するべきとの指摘もなされている。

　欧米においては，違法行為によって得られた経済的利得を徴収することができる罰則，行政処分が存在しており，当該規定が薬事関連法規の違反に対しても適用されているが，わが国の薬機法においては，法人に対する場合は両罰規定により1億円を最高額とする罰金のみであり，違法行為によって得られる高額な経済的利得に対して，抑止効果が働いていないとの指摘がある。

　これらの背景をもとに，2019（令和元）年11月27日に成立し，同年12月4日に公布された改正薬機法の一部として，課徴金制度の導入が盛り込まれた（2021（令和3）年8月1日より施行）。

（2）他法における課徴金制度

　現在，課徴金制度が導入されているのは次の4法のみである。
　①独占禁止法（独禁法：1977（昭和52）年導入）

Chart 3   **A case of advertisement of Pharmaceuticals in violation**

Contents of the Advertisement in Violation

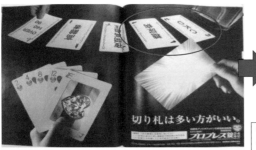

○Implied indications that deviate from "hypertension", which was approved indication of Blopress (diabetes, CKD (chronic kidney disease)).
→The advertisement was judged to constitute an exaggerated advertisement prohibited under Article 66 of the Pharmaceuticals and Medical Devices Act.

This (graph's) cross is the first golden cross revealed in CASE-J

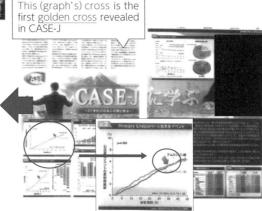

○Advertising materials were based on the results of a clinical trial (CASE-J study) that compared Blopress with other companies' antihypertensive pharmaceuticals.
○Despite the study results showed no significant difference in efficacy between the two pharmaceuticals, the material emphasized the superiority of Blopress by adding arrows that gave an impression of significant difference and expressing the crossing-over as "golden cross" while the results of clinical trials showed no significant difference.
→The advertisement was judged to constitute an exaggerated advertisement prohibited under Article 66 of the Pharmaceuticals and Medical Devices Act.

6 Strengthening sanctions through the introduction of surcharge systems

(1) Background of introduction of surcharge system

There have been cases of violations of the Pharmaceuticals and Medical Devices Act, including false and exaggerated advertisement of pharmaceuticals and advertisement and marketing of unapproved drugs, and the number of cases of violation has not decreased. Some of these violations of the Pharmaceuticals and Medical Devices Act seem to be carried out for gaining economic profit as the primary purpose and it is pointed out that economic profit obtained from illegal activities should be collected by the government especially for the cases of false and exaggerated advertisement.

In Europe and the United States, there are provisions of penalties and administrative depositions that enable the collection of the economic benefits gained by illegal activities and these provisions are also applied to violations of pharmaceutical-related regulations. In Japan, however, only a fine of ¥100 million is imposed on corporations based on the double punishment provision, and it is pointed out that deterrent has not worked to the high economic gains obtained by illegal activities.

Considering such circumstances, the government introduced the surcharge system as a part of the revision of the Pharmaceuticals and Medical Devices Act, which was enacted on November 27, 2019 and promulgated on December 4, 2019. The enactment has become effective since August 1, 2021.

(2) Surcharge system under other regulations

Currently, there are only four surcharge systems under other laws.
(i) Antimonopoly Act (introduced in 1971)
(ii) Financial Instruments and Exchange Act (introduced in 2005)

②金融商品取引法（金商法：2005（平成17）年導入）

③公認会計士法（2008（平成20）年導入）

④景品表示法（景表法：2016（平成28）年導入）

歴史的には，独禁法や金商法における規制対象である不当な金銭的利得を直接的な目的とした経済犯が対象とされていたが，景表法における広告規制が対象とされたことでその広がりをみせているとされる。

図表4　課徴金制度の比較

法令名	目的	課徴金納付命令の対象	算定方法	算定率（最大）
独占禁止法（昭和52年導入）	• 市場経済における社会的公正を確保すること • カルテル，私的独占等の排除	• 不当な取引制限（カルテル，入札談合） • 支配型・排除型私的独占 • 共同の取引拒絶 • 差別対価及び不当廉売 • 再販売価格の拘束 • 優越的地位の乱用	• 違法行為に伴う売上額に一定率を乗じる簡明な算定方式を採用 • ただし，課徴金が100万円未満は除外	（大企業の場合） • 製造業等10%，小売業3%，卸売業2%等
景品表示法（平成28年導入）	• 不当な表示による顧客の誘引を防止することにより，消費者保護を図ること • 優良誤認表示行為，有利誤認表示行為の排除	• 優良誤認表示 • 有利誤認表示	• 独禁法と同様に定率性 • ただし，課徴金が150万円未満は除外	• 一律3% （返金措置の実施による課徴金額の減額あり）
金融商品取引法（平成17年導入）	• 証券市場の公正性・透明性を確保し，投資家の信頼が得られる市場を確立すること • 証券市場への信頼を害する違法行為の排除	• 有価証券書・有価証券報告書の虚偽記載及び不提出 • 風説の流布及び偽計 • 相場操縦等 • 内部者取引（インサイダー取引）	• 基本は独禁法と同様に定率性 • ただし，違反行為の類型ごとに多様な算定方式を実施	• インサイダー取引：「公表後2週間の最高値×買付等数量」から「公表前に買付け等した株券等の価格×買付等数量」を控除した額 • 有価証券届出書等の不提出・虚偽記載：募集・売出総額の2.25%（株券等の場合は4.5%）等

（ⅲ）Certified Public Accountants Act（introduced in 2008）

（ⅳ）Act against Unjustifiable Premiums and Misleading Representations（introduced in 2016）

　Historically, surcharge systems have targeted economic crimes which directly aim at unjust monetary gains, which are regulated under the Antimonopoly Act and the Financial Instruments and Exchange Act. However, the scope of the surcharge systems is said to have expanded since the regulations of advertisement under the Act against Unjustifiable Premiums and Misleading Representations encompassed a surcharge system.

Chart 4　**Comparison of Surcharge Systems**

Name of Law	Purpose	Subject of Surcharge Order	Method of Calculation	Calculation Rate (maximum)
Antimonopoly Act (Introduced in 1977)	-To ensure social fairness in the market economy -To eliminate cartels, private monopolization, etc.	-Unjust restraint of trade (cartels, bid rigging) -Controlling and exclusionary private monopolization -Joint refusal to deal -Discriminatory consideration and unjust low-price sales -Price fixing of resale -Abuse of dominant position	-A simple calculation method is adopted to multiply the amount of sales associated with illegal activities by a fixed rate. -However, the amount of surcharge less than 1 million yen shall be excluded.	(Large Corporations) -10% for manufacturers, etc., 3% for retailers, and 2% for wholesalers, etc.
Act against Unjustifiable Premiums and Misleading Representations (Introduced in 2016)	-To protect consumers by preventing customers from being induced by misleading representations -To eliminate misleading good representation and misleading advantageous representations	-Misleading good representation -Misleading advantageous representations	-The basis is the same as the Antimonopoly Act. -However, the amount of surcharge less than 1.5 million yen shall be excluded.	-3% (uniform) (Reduction the amount of the surcharge is possible due to implementation of refund measures)
Financial Instruments and Exchange Law (Introduced in 2005)	To ensure the fairness and transparency of the securities market and to establish a market that earns the trust of investors. Elimination of unlawful acts detrimental to the confidence in the securities market	-Falsification or non-submission of securities and securities reports -Dissemination of rumors and deception -Market manipulation -Insider trading	-The basis is the same as the Antimonopoly Act. -However, a variety of calculation methods are implemented for each type of violation.	-Insider trading : {Maximum price 2 weeks after public announcement x Volume of purchases} deducted from {shares purchased prior to the announcement x quantity of the purchase amount} -Failure to submit the securities registration or false statement : 2.25% of total amount of solicitation and sales (4.5% for shares, etc.).

公認会計士法 (平成20年導入)	・金融商品取引法に同じ ・公認会計士・監査法人による虚偽証明の排除	・故意による虚偽証明 ・相当注意義務違反による虚偽証明	・基本は独禁法と同様に定率性 ・故意犯には報酬以上の課徴金を負荷	・故意による虚偽証明：監査報酬相当額の1.5倍 ・相当注意義務違反による虚偽証明：監査報酬相当額

2018（平成30）年11月22日厚生科学審議会医薬品医療機器制度部会資料1を参考に作成
https://www.mhlw.go.jp/content/11121000/000406577.pdf

(3) 課徴金制度の概要

　課徴金制度は，2021（令和3）年8月1日より施行されている。医薬品等に関する虚偽・誇大広告（「課徴金対象行為」）がある場合，厚生労働大臣は，当該課徴金対象行為者に対し，当該課徴金対象行為に係る医薬品等の対価合計額の4.5％を国庫に納付することを命じなければならない（ただし，業務の改善が命じられた，業務の停止が命じられた等の場合には課徴金を納付することを命じないことができる）。

　課徴金算定の対象期間は，最大3年である。また，景表法による課徴金納付命令があるときは，課徴金額から，対価合計額に3％を乗じて得た額を減額する。

　課徴金納付命令があることを予知して行った場合を除き，課徴金対象行為者が課徴金対象行為に該当する事実を厚生労働大臣に報告したときは，課徴金の額から，当該課徴金の額に50％を乗じて得た額を減額する。

Certified Public Accountants Act (Introduced in 2008)	-Same as the Financial Instruments and Exchange Act -To eliminate false certification by CPA and Audit Corporations	-Intentional false certification -Negligent false certification	-The basis is the same as the Antimonopoly Act. -Surcharges more than remuneration are imposed on deliberate offenders.	-Intentional false certification : 1.5 times the amount equivalent to the audit fee -Negligent false certification : the amount of audit fee

(3) Outline of surcharge system

The surcharge system has become effective since August 1, 2021. In the event of a false or exaggerated advertisement on pharmaceuticals, etc., the Minister of MHLW shall order the person subject to the surcharge to pay 4.5% of the total amount of sales of pharmaceuticals, etc. related to the surcharged act to the national treasury (provided, however, the Minister of MHLW may choose not to order surcharges when orders for improvement of operations or suspension of operations have been made, etc.).

The maximum period for surcharge calculation is three years. In addition, when there is an order to pay surcharges under the Act against Unjustifiable Premiums and Misleading Representations, 3% of total amount of compensation shall be reduced from surcharged amount.

Except in cases surcharge orders are anticipated, when the surcharged person reports to the MHLW of the acts that falls under the surcharge, 50% of surcharge shall be reduced from the surcharged amount.

第2章 医療用医薬品の広告類似行為を含めた情報提供活動に関する規制：医療用医薬品の販売情報提供活動に関するガイドライン

　現代における製薬企業の活動は複雑化・多様化しており，いわゆるメディカル・サイエンス・リエゾン（medical science liaison：MSL）[*1]が行う医学情報の提供や，企業広報として行うメディアセミナー，投資家向けプレスリリース，患者向けの疾患啓発など，先述した広告該当性の3要件を満たすかどうかの判断が難しい事例が増えていると言われている。そのような背景もあり，「広告」よりも広義である「販売情報提供活動」を規制対象とする「医療用医薬品の販売情報提供活動に関するガイドライン」（平成30年9月25日薬生発0925第1号厚生労働省医薬・生活衛生局長通知（以下「販売情報提供活動ガイドライン」））が2019（平成31）年4月1日より適用開始となった。

1 適用主体

　販売情報提供活動ガイドラインの適用主体は，医薬品製造販売業者とその販売情報提供活動の委託先・提携先（いわゆるコ・プロモーションの相手先企業を含む）及び医薬品卸売販売業者である（以上を総称して「医薬品製造販売業者等」という）。

　また，医薬品製造販売業者等において適用対象となるのは，医薬品製造販売業者等が雇用するすべての者であり，医薬情報担当者（GVP省令[*2]第2条5項に規定する者。MR[*3]），MSLその他の名称や所属部門にかかわらない。なお，メディカルアフェアーズ部門やMSLの活動について，「販売情報提供活動」とは明確に切り離すことを自社の規則で規定している場合であっても，「販売情報提供活動」の該当性は，実際になされた活動により個別に評価・判断されるものであり，社内規則を規定していることをもって自動的に販売情報提供活動ガイドラインの適用から除外されるわけではない。

　また，医薬品製造販売業者等が主催するイベントにおける外部専門家（医療関係者など）による講演であっても，イベント等の趣旨及び目的から「販売情報提供活動」の要件を満たす場合は，販売情報提供活動ガイドラインの対象となる。

2 適用行為

　販売情報提供活動ガイドラインにおいて「販売情報提供活動」とは，「能動的・受動的を問わず，医薬品製造販売業者等が，特定の医療用医薬品の名称又は有効性・安全性の認知の向上等による販売促進を期待して，当該医療用医薬品に関する情報を提供することをいい，医療用医薬品の効能・効果に係る疾患を啓発（一般人を対象とするものを含む。）することも含まれる」と定義されている。販売情報提供活動ガイドラインは，明確な虚偽誇大とまではいえないものの不適正使用

[*1] 販売促進を目的とせず，医学・薬学をはじめ，科学的なエビデンスや専門知識に基づいた最新の医薬品情報を医師などの医療従事者に提供する職種
[*2] Good Vigilance Practice：「医薬品，医薬部外品，化粧品，医療機器及び再生医療等製品の製造販売後安全管理の基準に関する省令」（平成16年厚生労働省令第135号）
[*3] medical representatives

chapter II

Regulations on Information Provision Activities of Prescription Drugs including Advertisement-Similar Conducts (Guidelines for Prescription Drug Marketing Information Provision)

The activities of pharmaceutical companies recently have become increasingly complex and diverse, and there are increasing numbers of cases where it is difficult to determine whether they meet the above three requirements of advertisement, such as medical information provided by the so-called Medical Science Liaison (MSL), media seminars held as a function of corporate public relations, press releases for investors, and disease awareness raising for patients. Considering these changes, the Guidelines for Prescription Drug Marketing Information Provision (the "Guidelines") covering marketing information provisions, which are broader than advertisement, has become effective since April 1, 2019.

1 Applicable body

The Guidelines apply to marketing authorization holder of pharmaceuticals and their entrustees and partners (including so-called co-promotion partners) and pharmaceutical wholesalers (collectively referred to as the "marketing authorization holder of pharmaceuticals").

All employees of the marketing authorization holder of pharmaceuticals shall be subject to the Guidelines irrespective of the names or departments such as Medical Representatives (MRs, as stipulated in Article 2, Paragraph 5, of the Good Vigilance Practice (GVP) Ministerial Ordinance) and Medical Science Liaison (MSL). Even if the company's internal rules stipulate that the activities of the Medical Affairs Department and MSL be clearly separated from marketing information provision activities, the applicability of the Guidelines is assessed and judged on a case-by-case basis according to the actual activities conducted, and such internal rules do not automatically exclude the applicability of the Guidelines.

Also, if a lecture by an external expert (healthcare professional, etc.) at an event sponsored by the marketing authorization holder of pharmaceuticals meets the requirements of "marketing information provision" considering the objective and purpose of the event, such lecture will be subject to the Guidelines.

2 Applicable Conducts

Guidelines define marketing information provision as "provision of information in the expectation of promoting sales, for example by enhancing recognition of the name or efficacy/safety of a specific prescription drug, regardless of whether it is performed actively or passively, and includes raising awareness of diseases relating to efficacy or the effects of the prescription drugs (including that which targets the general public)". The Guidelines are designed to improve the current status of advertisement or advertisement-similar activities that are difficult to determine applicability of advertisement-related regulations, such as conducts that are not clearly false or exaggerated but are considered to encourage inappropriate use or misuse. Therefore, it should be noted that "in expectation of promoting sales" has wider meaning than the "induction" in the three requirements of advertisement ("clearly intended to induce consumers to purchase products"). Even disease awareness-raising activities conducted can be within the scope of the Guidelines.

や誤使用を助長すると考えられる行為など，広告該当性を判断することが難しい広告または広告類似行為も対象に，現状を改善するために策定したものであるため，「その販売促進を期待して」とは，広告該当性の3要件にある顧客誘引性（顧客の購入意欲を昂進させる意図が明確であること）よりも広義であることに注意する必要がある。また，医薬品等適正広告基準に従って行う疾患啓発活動であっても，販売情報提供活動ガイドラインの適用範囲となる。

３　販売情報提供活動の原則と禁止事項

販売情報提供活動ガイドラインでは，次の4つを販売情報提供活動の原則として掲げている。

①提供する医療用医薬品の効能・効果，用法・用量等の情報は，承認された範囲内のものであること。
②医療用医薬品の有効性のみではなく，副作用を含む安全性等の必要な情報についても提供し，提供する情報を恣意的に選択しないこと。
③提供する情報は，科学的及び客観的な根拠に基づくものであり，その根拠を示すことができる正確な内容のものであること。その科学的根拠は，元データを含め，第三者による客観的評価及び検証が可能なもの，又は第三者による適正性の審査（論文の査読等）を経たもの（承認審査に用いられた評価資料や審査報告書を含む。）であること。
④販売情報提供活動の資材等に引用される情報は，その引用元が明記されたものであること。また，社外の調査研究について，その調査研究の実施や論文等の作成に関して医薬品製造販売業者等による物品，金銭，労務等の提供があった場合には，その具体的内容も明記されたものであること。なお，社外の調査研究については，「臨床研究法」（平成29年法律第16号），「人を対象とする医学系研究に関する倫理指針」（平成26年文部科学省・厚生労働省告示第3号）その他これらに準ずる指針等を遵守したもののみを使用すること。

また，次の7つを「禁止行為」として掲げている。

①虚偽若しくは誇大な表現又は誤認を誘発させるような表現の使用その他広告規制において禁じられている行為をすること。
②承認された効能・効果，用法・用量等以外の使用方法を推奨すること。なお，外国において承認等を得ている場合であっても同様であること。
③科学的又は客観的な根拠なく恣意的に，特定の医療用医薬品の処方，使用等に誘引すること。
④他社製品を誹謗，中傷すること等により，自社製品を優れたものと訴えること。
⑤疾患の罹患や疾病の症状を過度に強調し，不安を煽ること。
⑥一般人向けの疾患啓発において，医療用医薬品による治療（診断及び予防を含む。以下同じ。）のみを推奨するなど，医療用医薬品による治療以外に治療の手段がないかのように誤認させること。
⑦その他医療用医薬品の不適正使用又は誤使用を誘発させるおそれのある表現を行うこと。

3 Principles and Prohibitions of Marketing Information Provision Activities

The Guidelines include the following four principles of marketing information provision activities :

(i) Efficacy, effect, dosage or administration, etc., of the prescription drugs to be provided is within the approved scope.

(ii) Necessary information shall be provided and information to be provided shall not be selected arbitrarily, such as provision of information on safety that includes side effect, not just the effectiveness of the prescription drugs.

(iii) Information provided must be accurate and based on scientific and objective grounds, and the grounds can be presented. Scientific grounds must be grounds for which objective evaluation and verification by a third party is possible, including the original data thereof, or which have undergone assessment of appropriateness (referee reading of paper, etc.) by a third party (including evaluation materials or assessment reports used for assessment for approval).

(iv) Information cited in materials for marketing information provision must have the original citation source clearly stated. In addition, for external research and studies, if there has been any provision of items, moneys or labor, etc. by the marketing authorization holder of pharmaceuticals in relation to implementation of examination on sources of citations, studies or preparation of papers, etc., the specific details thereof must be clearly stated. In addition, for external research and studies, only those that observe the "Clinical Trials Act" (Act No. 16 of 2017), "Ethical Guidelines for Medical and Health Research Involving Human Subjects" (Announcement No. 3 of MEXT and MHLW of 2014), and other similar guidelines may be used.

In addition, the following seven terms are referred to as "prohibited activities".

(i) Use of false or extravagant wording or language that induces misperceptions, or conduct of other acts prohibited in advertising regulations

(ii) Recommendation of methods of use other than the approved efficacy, effect, dosage or administration, etc. This shall be the same even in the case where approval, etc. is obtained in foreign countries.

(iii) Inducement to prescribe or use, etc. specific prescription drugs arbitrarily, without scientific or objective grounds

(iv) Promotion of own products by slandering or defaming products of other companies

(v) Excessive emphasis on morbidity or symptoms of disease, and inspiration of worry

(vi) Recommendation of treatment alone (including diagnosis and prevention ; the same shall apply hereinafter) with prescription drugs in awareness raising of disease in the general public, or creating the misperception that there is no method of treatment other than treatment with prescription drugs

(vii) Use of other language that may induce improper use or misuse of prescription drugs

4　経営陣の責務

　販売情報提供活動ガイドラインにおいて，医薬品製造販売業者等の経営陣は，自社のあらゆる従業員の販売情報提供活動に関する業務上の行動に対して責任を負うものであることが明記され，適切な販売情報提供活動を実施するため，必要な社内体制の整備等につきリーダーシップをとることが求められている。その主な内容は，次のとおりである。

①販売情報提供活動の資材等や販売情報提供活動自体の適切性等をモニタリングする部門（販売情報提供活動監督部門）を販売情報提供活動の担当部門から独立した形で社内に設け，その責任者を明確化するとともに，販売情報提供活動の担当部門・担当者に対して必要なモニタリング等の監督指導を行うことができる権限を付与すること。

②自社からの独立性を有する者が含まれる審査・監督委員会を設け，販売情報提供活動監督部門における活動について，その責任者に対して必要な助言を行わせること。

③販売情報提供活動監督部門は経営陣に対して販売情報提供活動の実施状況を報告するとともに，必要がある場合には，審査・監督委員会の助言を踏まえて経営陣に意見具申をすること。経営陣は当該意見を踏まえて適切な措置を講じること。

④役員・従業員が適切な情報提供活動を行ったかどうか及び行わせたかどうかを確認し，役員・従業員に対する評価に適切に反映すること。また，適切な販売情報提供活動を実施できるよう，役員・従業員に対し定期的に教育を実施すること。

⑤販売情報提供活動の担当部門・担当者に，販売情報提供活動に係る業務を適切に行うために必要な手順書を作成させるとともに，業務記録（販売情報提供活動において口頭で説明等を行った内容の記録を含む。）を作成させ，当該業務記録を適切に保管させること。また，厚生労働省，関係自治体やPMDA*から販売情報提供活動に関係する資料の提出を求められた場合には，販売情報提供活動の資材等に加えて手順書や業務記録を提出すること等により，活動状況を速やかに報告させること。

⑥自社において適切でない販売情報提供活動が行われていることを把握した場合には，事実関係の調査，是正・再発防止等の所要の対応を速やかに講じること。また，その進捗状況を自ら確認し，必要に応じ，追加の対応を講じるよう指示するとともに，不適切な活動を行った者に対しては，厳正な措置を行うこと。

⑦販売情報提供活動について苦情を受け付ける外部から認識可能な窓口を設けるとともに，苦情があったときは，販売情報提供活動監督部門において迅速に事実関係を調査し，必要な措置を講じさせること。

⑧販売情報提供活動の委託先・提携先企業，医薬品卸売販売業者等に対しても，適切な販売情報提供活動を行うよう働きかけを行うこと。

---

* Pharmaceuticals and Medical Devices Agency：独立行政法人医薬品医療機器総合機構

4 Responsibilities of Management

The Guidelines clearly state that the management of the marketing authorization holder of pharmaceuticals is responsible for its employees' every operation-related conduct associated with marketing information provision activities. The Guidelines also require the management to take leadership in the establishment of the necessary internal systems for implementing appropriate marketing information provision activities. The primary contents of the responsibility of the management are as follows.

(ⅰ) Management shall establish a division to perform monitoring of appropriateness, etc. of materials for marketing information provision activities and marketing information provisions themselves (Marketing Information Provision Supervisory Division ("Supervisory Division")) to confirm that the company is conducting marketing information provisions appropriately, clarify the person responsible, and grant authorities to enable supervision and instruction such as necessary monitoring, etc. to Supervisory Division or person in charge of marketing information provisions.

(ⅱ) Management shall establish an Assessment and Supervisory Committee that includes persons who are independent from the company, and have the Committee give necessary advice to the persons responsible for activities in Supervisory Division.

(ⅲ) Supervisory Division shall report on the status of implementation of marketing information provisions to management, and if necessary for proper marketing information provisions, and submit opinions to management based on advice from the Assessment and Supervisory Committee, and management shall take proper measures based on the relevant opinions.

(ⅳ) Management shall properly reflect in evaluations and remunerations for officers and employees, regardless of whether or not the person engaged in or had others engage in proper marketing information provisions. In addition, management shall regularly carry out education for officers and employees so that proper marketing information provisions may be conducted.

(ⅴ) Management shall have Supervisory Division or person in charge of marketing information provisions prepare necessary manuals so that operations relating to marketing information provisions will be performed properly, and also prepare operation records (including records of contents of oral explanations, etc. in marketing information provisions), and have the relevant operation records stored properly. In addition, when MHLW, related local government or PMDA requests submission of related materials, management shall have the activity status reported promptly together with materials for marketing information provisions.

(ⅵ) When management becomes aware of the fact that improper marketing information provisions are being conducted at the company, management shall promptly conduct an investigation of the complete facts and take the required measures such as correction or recurrence prevention. In addition, management itself must confirm the status of progress and instruct on taking additional measures if necessary, and for violators, strictly conduct proper evaluation and disposition.

(ⅶ) Management shall establish a contact office that can be recognized by external parties that accept complaints about marketing information provisions, and if there is a complaint, Supervisory Division shall swiftly investigate the complete facts, and have the necessary measures taken.

(ⅷ) Management shall work on companies to whom marketing information provision are commissioned or affiliated, and wholesalers of pharmaceuticals to conduct proper marketing information provisions.

図表5　販売情報提供活動に関する責務及び社内体制等

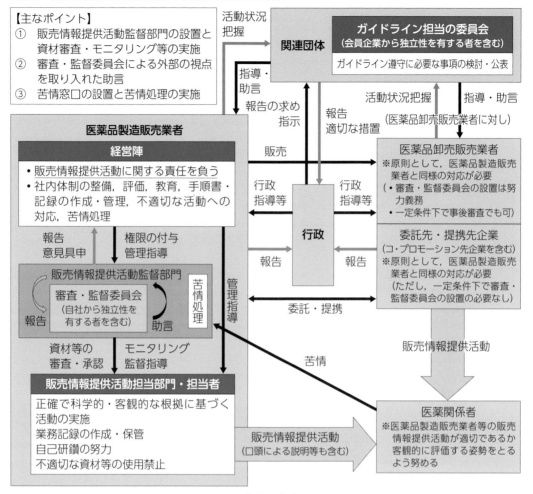

https://www.mhlw.go.jp/content/000362298.pdf を基に作成

5 販売情報提供活動監督部門の役割

(1) モニタリング

　販売情報提供活動監督部門は，MR・MSL等の販売情報提供活動について定期的にモニタリング等の監督指導を実施する必要がある。メディカルアフェアーズ部門は被監督部門となる可能性があるため，販売情報提供活動監督部門とすることは原則として認められない。なお，販売情報提供活動監督部門内において，審査，モニタリング等についてそれぞれ責任者を置くことは差し支えないが，販売情報提供活動について，責任の所在を明確にし，一貫した対応を行う必要がある等の観点から，両機能を統括する販売情報提供活動監督部門の責任者は明確化される必要がある。

　また，モニタリングに関する業務を行う実務担当者は，販売情報提供活動の担当部門から独立した部門に所属する者とすることが望ましいが，販売情報提供活動監督部門において，より実効的なモニタリングを行うために必要であると判断し，販売情報提供活動の担当者（メディカル部門の人員を含みうる）の経験等を活用することを否定するものではない。ただし，販売情報提供

Chart 5   Framework of Guidelines (GL) on Marketing Information Provisions

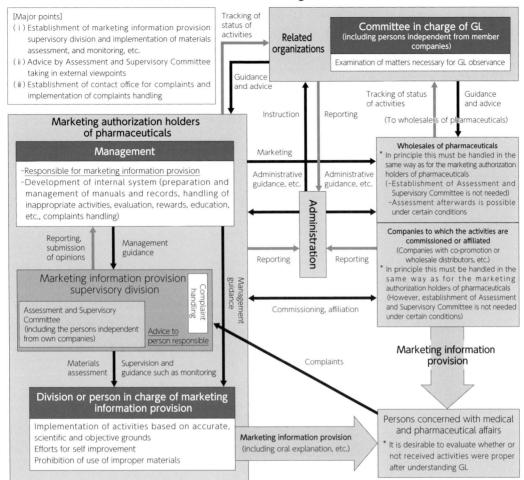

5 Roles of Supervisory Division

(1) Monitoring

Supervisory Division shall periodically conduct supervision and instruction such as monitoring for marketing information provisions by MRs, MSLs, etc. In principle, the Medical Affairs Department may not be the body of Supervisory Division since it may become the supervised department for marketing information provisions of MSLs, etc. It is possible to appoint a responsible person within Supervisory Division for reviews and monitoring respectively, provided, however, since it is necessary to implement consistent measures under clear responsibility, the responsible person of Supervisory Division who oversees both functions must be clarified.

It is also preferred that the person in charge of monitoring belongs to a department independent of marketing information provisions. However, when Supervisory Division considers that persons in charge of marketing information provisions (this could include personnel in medical department) are necessary for implementing more effective monitoring, utilizing the experiences of such persons will not be denied. Even in this case, however, when a person in charge of marketing information provisions carries out monitoring-related activities, it is necessary to establish a system for conducting appropriate monitoring by objectively defining monitoring procedures and evaluation items, and clarifying the status of such persons in Supervisory Division.

活動の担当者がモニタリングに関する業務を実施する際は，モニタリングの手順や評価項目を客観的に定めることや，当該担当者の販売情報提供活動監督部門における人事上の位置づけを明確にすること等により，適正なモニタリングが行われるための体制を構築する必要がある。

(2) 資材審査

　販売情報提供活動の資材等は，使用される前に，あらかじめ販売情報提供活動監督部門による審査を受ける必要がある。その際，販売情報提供活動監督部門は審査・監督委員会の助言をふまえて承認を行う。

(3) 苦情処理

　販売情報提供活動の実施について苦情があった場合は，販売情報提供活動監督部門において迅速に事実関係を調査し，必要な措置を講じる。

(4) 報告及び意見具申

　販売情報提供活動監督部門は審査・監督委員会に対し，販売情報提供活動の実施状況について定期的に報告を行い，審査・監督委員会は販売情報提供活動監督部門に対して必要な助言を行う。また，販売情報提供活動監督部門は経営陣に対して販売情報提供活動の実施状況を報告するとともに，必要がある場合には，審査・監督委員会の助言をふまえて経営陣に意見具申をする。

6　審査・監督委員会

　審査・監督委員会には，医薬品製造販売業者等の利害にとらわれることなく，販売情報提供活動監督部門に対する助言を行うことにより，販売情報提供活動の資材等の審査やモニタリング等の監督指導が適正に行われることを確保する役割が求められている。販売情報提供活動ガイドラインにある「自社からの独立性を有する者」については，医薬品製造販売業者等の利害にとらわれない社外者としての立場から，毅然とした助言を行うことができる者といえるかどうかを，慎重に判断する必要がある。また，審査・監督委員会による販売情報提供活動監督部門に対する助言が適正に行われることを確保する観点から，販売情報提供活動の資材等の審査の業務を行う者が，審査・監督委員会の構成員となることは認められない。したがって，現に販売情報提供活動の資材等の審査を行っている外部の弁護士等の専門家を，「自社から独立性を有する者」として活用する場合は，販売情報提供活動監督部門ではなく，審査・監督委員会の構成員として位置づける必要がある。

　審査・監督委員会は，販売情報提供活動監督部門の内外いずれに設けても構わないが，いずれの場合も審査・監督委員会の助言を十分活用し，モニタリングや審査等に第三者の視点が適切に反映されるような体制を構築することが重要となる。

　また，販売情報提供活動監督部門の責任者に対して必要な助言ができる適切な外部機関に審査・監督委員会の業務を委託してもよいが，その場合であっても，モニタリングや審査等の監督指導に関する責任は販売情報提供活動監督部門が担う必要がある。

(2) Review of Materials

Materials for marketing information provisions must be reviewed by Supervisory Division prior to use. In doing so, Supervisory Division shall approve the materials based on advice of Assessment and Supervisory Committee.

(3) Handling of Complaints

When there are complaints regarding the implementation of marketing information provisions, Supervisory Division shall promptly investigate the facts and take necessary measures.

(4) Report and Provision of Opinions

Supervisory Division shall regularly report to Assessment and Supervisory Committee on the status of marketing information provisions, and the Assessment and Supervisory Committee shall provide necessary advice to Supervisory Division. Supervisory Division shall report the status of marketing information provisions to management and, when necessary, provide opinions to management based on advice of Assessment and Supervisory Committee.

6 Assessment and Supervisory Committee

Assessment and Supervisory Committee is required to take the role of, ensuring proper implementation of reviews of materials for marketing information provisions and supervision and instruction such as necessary monitoring, by providing advice to Supervisory Division, independent from the interests of the marketing authorization holder of pharmaceuticals. "Persons who are independent from the company" must be carefully selected in view of capability to provide resolute advice from the standpoint of outside parties irrespective of the interests of the marketing authorization holder of pharmaceuticals. In addition, from the viewpoint of ensuring proper advice by Assessment and Supervisory Committee given to Supervisory Division, the person who reviews materials for Supervisory Division shall not be a member of Assessment and Supervisory Committee. Therefore, when the company positions outside lawyers or other experts who are currently reviewing materials for Supervisory Division as "persons who are independent from the company", they shall be positioned as a member of Assessment and Supervisory Committee, not a member of Supervisory Division.

Assessment and Supervisory Committee may be established either inside or outside Supervision Division. In either case, it is important to fully utilize advice of Assessment and Supervisory Committee and to establish a system that appropriately reflects the viewpoint of third parties in the monitoring and review of materials.

In addition, Assessment and Supervisory Committee may be entrusted to an appropriate external organization capable of providing necessary advice to the person in charge of Supervisory Division ; provided, however, even in this case, Supervisory Division shall assume responsibility for supervision and guidance such as monitoring and reviews.

7 評価・教育

　経営陣は，役員・従業員が適切な販売情報提供活動を行ったかどうか及び行わせたかどうかを確認し，役員・従業員に対する評価に適切に反映する。例えば，販売情報提供活動の担当部門に所属する者に対して，適切な販売情報提供活動を行ったこと及び行わせたことを人事上の評価項目として設定するなど，売り上げ至上主義によらない人事評価制度や報酬体系とすることが考えられる。

8 手順書の作成

　経営陣は，販売情報提供活動の担当部門・担当者に，販売情報提供活動に係る業務を適切に行うために必要な手順書を作成させる。また，厚労省，関係自治体やPMDAから販売情報提供活動に関係する資料の提出を求められた場合には，販売情報提供活動の資材等に加えて手順書を提出すること等により，活動状況を速やかに報告する。

　販売情報提供活動の方法，業務記録の作成，販売情報提供活動の資材等の取扱い等の項目を含め，販売情報提供活動ガイドラインを遵守した適切な販売情報提供活動が行われることを担保できるよう，各社の販売情報提供活動等の状況に応じて手順書を定め，また，手順書の項目については，各社における運用をふまえ，随時必要な改訂を行う必要がある。

9 記録作成・保管

　経営陣は，販売情報提供活動の担当部門・担当者に，業務記録（販売情報提供活動において口頭で説明等を行った内容の記録を含む）を作成させ，当該業務記録を適切に保管させる。また，厚生労働省，関係自治体やPMDAから販売情報提供活動に関係する資料の提出を求められた場合には，販売情報提供活動の資材等に加えて業務記録を提出すること等により，活動状況を速やかに報告する。

　業務記録においては，販売情報提供活動監督部門による審査済みの販売情報提供活動の資材に基づき，その範囲内での説明を行う限りにおいては，日時，訪問先医療機関名，医師・薬剤師名，使用した資材等の情報を記載することで差し支えないが，販売情報提供活動の資材に記載のない事項について説明を行う場合は，医師・薬剤師とのやりとりの概要を含めた具体的な内容の記録が求められる。

10 苦情処理

　経営陣は，販売情報提供活動について苦情を受け付ける外部から認識可能な窓口を設けるとともに，苦情があったときは，販売情報提供活動監督部門において迅速に事実関係を調査し，必要な措置を講じさせる必要がある。なお，販売情報提供活動について苦情を受け付ける窓口の外部への周知方法は，各社の状況に応じて適切と考えられる方法で差し支えない。

7 Evaluation and Education

Management shall confirm whether or not officers and employees have implemented appropriate marketing information provisions and shall appropriately reflect the result of such confirmation in their evaluations. For example, evaluation and remuneration system which is detached from "marketing supremacism" model should be considered, such as setting conducting or having subordinates conduct appropriate marketing information provisions as an evaluation item for persons belonging to departments in charge of marketing information provisions.

8 Preparation of Manuals

Management shall make the department or persons in charge of marketing information provisions prepare the manuals necessary for the proper implementation of operations associated with such activities. Also, when MHLW, relevant municipalities, or PMDA requests the submission of data related to marketing information provisions, the status of the activities shall be promptly reported by submitting manuals in addition to materials for marketing information provisions.

To ensure appropriate marketing information provisions in compliance with the Guidelines, it is necessary to establish manuals based on the operations of each company, including items such as methods of marketing information provisions, preparation of operation records, handling of materials, and to make necessary revisions on the manuals in accordance with the operations.

9 Record Preparation and Retention

Management shall make the department or persons in charge of marketing information provisions prepare operation records (including a record of the contents of oral explanation, etc. in the marketing information provisions) and have the relevant operation records appropriately retained. In addition, when MHLW, relevant municipalities, or PMDA requests the submission of data related to marketing information provisions, the status of the activities shall be promptly reported by submitting operation records in addition to the materials and other information provided by marketing information provisions.

In the operation records, information such as the date and time, the name of the medical institution to be visited, the name of the physician/pharmacist, and the materials to be used may be entered when activities are based on the materials that have been reviewed by Supervisory Division. However, when an explanation is made on the matters not included in the materials, a record of the specific details, including a summary of communication with the physician and pharmacist, is required.

10 Handling of Complaint

Management shall establish a liaison that can be recognized by external parties that accept complaints about marketing information provisions, and in the event of a complaint, Supervisory Department shall promptly investigate the facts and take necessary measures. Companies may inform the outside of the liaison in a manner deemed appropriate depending on their situations.

11 未承認情報の提供

　未承認薬・適応外薬及び国内では認められていない用法・用量に関する情報提供について，医療関係者または医療関係者以外の国民，患者やその団体から求めがあった時には，次に掲げる条件をすべて満たす場合，当該情報の提供が認められる。

---

①通常の販売情報提供活動とは切り分けること。

②情報提供する内容は，要求内容に沿ったものに限定するとともに，情報提供先は要求者に限定すること。

③医療関係者・患者等から情報提供を求められていないにもかかわらず，求められたかのように装わないこと。

④提供する情報は，虚偽・誇大な内容であってはならず，科学的・客観的根拠に基づき正確なものでなければならないこと。また，情報提供にあたっては，要約，省略，強調等を行わないこと。

⑤医薬品製造販売業者等による関与があった試験研究の結果やそれに基づく論文等を提供する場合にあっては，当該試験研究が「医薬品の臨床試験の実施の基準に関する省令」（平成9年厚生省令第28号）[1]若しくは「臨床研究法」（平成29年法律第16号）又はこれらに相当するものにより適切に管理されたものであること。

⑥副作用の危険性が高まることや，臨床試験において有意差を証明できなかったこと等，ネガティブな情報についても適切に提供すること。

⑦情報提供する医療用医薬品の効能・効果，用法・用量等が承認を受けていないことを明確に伝えること。

⑧経緯，提供先，提供内容等，情報提供に関する記録を作成し，保管すること。

　医師または薬剤師から未承認薬・適応外薬または国内では認められていない用法・用量に関する情報を求められた場合，製薬企業として販売情報提供活動ガイドラインに適合し，情報提供可能と判断した情報を，販売情報提供活動ガイドラインの条件に従って情報提供することは差し支えない。その際，提供する情報は，科学的・客観的根拠に基づき正確なものでなければならないとしているところであるが，治療（診療）ガイドラインや査読付き原著論文，FDA[2]・EMA[3]など海外の行政機関が公表している審査報告書や副作用情報，海外の添付文書は，学会，海外の行政機関等により一定の評価が行われていることから，科学的・客観的根拠に基づき正確なものかどうかを判断する目安となり得る。また，症例報告については，患者数が限られる症例等に関して情報を求められた場合等は，症例報告を恣意的に選択することなく，エビデンスが十分でないことを明確に伝えたうえで，情報提供することも差し支えない。なお，ネガティブな情報については，症例報告も含めて情報提供することが必要である。

　患者団体から未承認薬や効能追加における開発の状況に関する情報（治験情報）を求められた場合，厚労省ホームページにおいて「国内での治験・臨床研究の情報」として紹介されているサイト（大学病院医療情報ネットワーク（UMIN），一般財団法人日本医薬情報センター（JAPIC），

---

[1] Good Clinical Practice（GCP）
[2] Food and Drug Administration：アメリカ食品医薬品局
[3] European Medicines Agency：欧州医薬品庁

Provision of unapproved or off-label information

When there is a request from healthcare professionals, a patient or organization thereof for provision of information related to unapproved drugs or off-label use of drugs, the relevant information can be provided by satisfying all of the following conditions :

(i) Provision shall be separated from ordinary marketing information provisions.

(ii) Contents provided as information shall be limited to the required details, and recipients of the information shall be limited to the requestors.

(iii) Requests must not be falsified to create the appearance that medical personnel or patients requested provision of information.

(iv) Information to be provided shall not have false or extravagant contents, and must be scientific, objective and accurate. In addition, in provision of information, summarization, omission or emphasis, etc. shall not be performed.

(v) When providing a paper, etc. based on testing and research involving marketing authorization holders of pharmaceuticals, the relevant testing and research must be properly managed in accordance with the MHLW Ministerial Ordinance on Good Clinical Practice (No. 28 of 1991) or "Clinical Trials Act" (Act No. 16 of 2017) or similar laws and regulations.

(vi) Disadvantageous information such as increasing risks of side effects or inability to certify significant differences in clinical testing, etc. shall also be provided properly.

(vii) Clearly convey the fact that the efficacy and effect, dosage and administration, etc. are not approved for the prescription drug for which the information is being provided.

(viii) Records must be prepared and stored relevant to information provision such as on the background, recipient of information, or details of provision.

In providing the information on unapproved drugs or off-label use of drugs, it must be accurate based on scientific and objective evidence. However, the review reports and adverse reaction information published by overseas administrative bodies such as treatment guidelines, peer-reviewed original articles, FDA and EMA, and foreign package inserts can be used as a basis for judging whether the information is accurate based on scientific and objective evidence, since they have been assessed by academic societies, overseas administrative organizations, etc. In addition, when information is requested on cases for which the number of patients is limited, the information may be provided without arbitrary selection of case reports, clearly stating that there is insufficient evidence. Negative information, including case reports, should be provided.

When information on the status of development of unapproved drugs or additional indications (clinical trial information) is requested by patient organizations, information on the following sites can be provided in accordance with the Guidelines ; University Hospital Medical Information Network (UMIN), Japan Pharmaceutical Information Center (JAPIC), Japan Medical Information Center (JMACCT), clinical studies conducted at medical institutions based on the Clinical Trials Act (Clinical Research Plan/Summary Publication System : JRCT), main clinical studies and clinical studies conducted from a humanitarian perspective (expanded clinical trials) published at the PMDA website, information on ClinicalTrials.gov.

公益社団法人日本医師会治験促進センター（JMACCT））の情報，臨床研究法に基づき公開されている医療機関等で実施される臨床研究（臨床研究実施計画・研究概要公開システム：JRCT）の情報，PMDA ホームページで公開されている主たる治験及び人道的見地から実施される治験（拡大治験）の情報，ClinicalTrials.gov*の情報等を，販売情報提供活動ガイドラインの条件に従って情報提供することは差し支えない。

---

* アメリカの臨床試験登録データベースで，200 以上の国々の臨床試験の実施状況に関する情報を提供する世界最大の臨床試験登録サイト

第3章 医療用医薬品の広告類似行為を含めた情報提供活動を監視する仕組み：販売情報提供活動監視事業（旧：医療用医薬品の広告活動監視モニター事業）

1 販売情報提供活動監視事業の概要

　ディオバン事案などの製薬企業によるコンプライアンス違反事例を受け，広告活動の監視によって，違反行為を早期に発見して，行政指導などにつなげるとともに，製薬企業や業界団体等による自主的な取組みを促すこと等により，製薬企業による適正な広告活動を確保するための環境整備を進めることを目的として，医療用医薬品の広告活動監視モニター事業が2016（平成28）年度から行われてきた。

　なお，2019（令和元）年10月からは，不適切事例の報告をモニター以外からも広く受け入れるべきとの指摘がモニター委員や事業報告書からなされたことを受け，モニター事業を「販売情報提供活動監視事業」（以下「監視事業」）として拡充し，すべての医療関係者から不適切事例の報告を受け付けることとなった（本書では便宜上，監視事業開始以前の広告活動監視モニター事業に基づく記載についても，「監視事業」と表記する）。

図表6　監視事業の概要

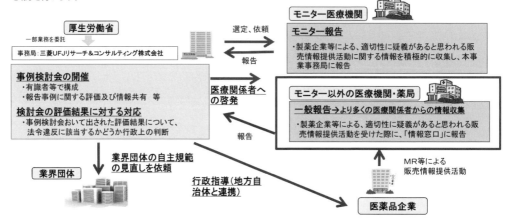

「販売情報提供活動監視事業について」（令和元年10月1日厚生労働省医薬・生活衛生局監視指導・麻薬対策課長通知）より
https://www.mhlw.go.jp/content/000553516.pdf

chapter III

A Project to Monitor Marketing Information Provision of Prescription Drugs including Advertisement-Similar Conducts : Surveillance Monitoring Project for Marketing Information Provision

1 Outline of the Project

The Surveillance Monitoring Project for Prescription Drug Advertising has commenced since FY 2016 after the compliance-related scandals by pharmaceutical companies including Diovan case. The purpose of the Project is to optimize the advertising activities of pharmaceutical companies by detecting violations of advertisements at early stages and taking necessary measures such as administrative guidance, as well as encouraging self-efforts by pharmaceutical companies and industry associations.

In addition, since October 2019, the Project has been renamed and expanded as the "Surveillance Monitoring Project for Marketing Information Provision" in order to accept the reports of inappropriate cases from all healthcare professionals. For convenience purposes, the "Project" referred in this book covers the monitoring project both before and after the rename.

Chart 6 Outline of the Project

"Surveillance Project for Marketing Information Provisions" consigned by the Compliance and Narcotics Division, Pharmaceutical Safety and Environmental Health Bureau, Ministry of Health, Labour and Welfare
Contact Office on Prescription Drug Advertising for Medical Professionals

(1) Outline

The Ministry of Health, Labour and Welfare (MHLW) has established a monitoring system for prescription drug advertising in order to directly collect and evaluate the situation of sales promotion activities. For inappropriate cases, we widely announce them to pharmaceutical companies and medical professionals and give a warning and administrative guidance, etc. to the companies conducting such activities, as necessary. This time, as a part of "Surveillance Project for Marketing Information Provisions" which expands the monitoring system for prescription drug advertising, we have started to broadly accept reports on inappropriate cases from medical professionals other than monitors.

(2) About Contact Office

A contact office has been established to accept reports on marketing information provision of prescription drugs which appears to be dubious appropriateness including advertising activities by pharmaceutical companies, etc., academic journals for medical professionals, the website of pharmaceutical companies, and information sites for medical professionals, etc. In the scheme below, the reports accepted are sent to MHLW, and evaluated at the case-study meeting consisting of experts, etc.

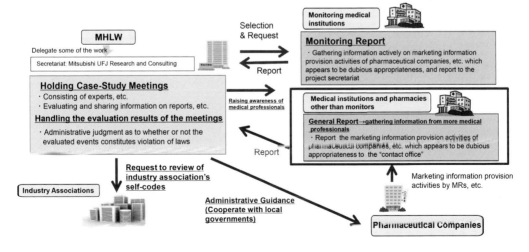

2　監視事業における判断基準

　監視事業においては，違反等の疑いを判断するにあたって，薬機法や医薬品等適正広告基準，販売情報提供活動ガイドラインのほか，医療用医薬品製品情報概要等に関する作成要領（以下「作成要領」）にも依拠している。作成要領は，日本製薬工業協会（製薬協）が，医療用医薬品の広告作成に係る自主基準として策定しているもので，「医療用医薬品の広告の在り方の見直しに関する提言」の内容と，近年の製薬企業によるプロモーション内容をふまえ，それまでの自主基準を全面改定（2015（平成27）年9月）したものである。また，適正な情報提供の推進のため，2017（平成29）年10月，2019（平成31）年4月及び2023（令和5）年10月にもさらなる見直しが行われている。

　作成要領では，資材の種類別に作成にあたっての基本的な留意事項や記載項目等がまとめられている。特に，製品情報概要の作成の際には基本的留意事項を遵守することが明記されており，効能・効果及び用法・用量に関わる情報については承認範囲外の記載をしないこと，信頼性の確保された正確なデータを記載すること，グラフの軸の尺度を必要以上に変えたり，文字のサイズ・色などで“差”を強調した作図をしないこと，原著論文からの引用において自社の優位な記載のみを抜粋しないこと等が挙げられている。

　なお，詳細な解説付きの作成要領も作成されており，製薬協のホームページ（https://www.jpma.or.jp/basis/drug_info/index.html）で公表されている。

　また，PMDAが承認の際に作成した「審査報告書」も重要な判断基準になっているので，そちらも参照されたい（https://www.pmda.go.jp/review-services/drug-reviews/review-information/p-drugs/0020.html）。

3　2022（令和4）年度監視事業の結果

(1) 適切性に関する疑義報告の件数

　2022（令和4）年度の監視事業（モニタリング対象期間は9ヵ月間）においては，延べ20件の医薬

図表7　監視事業の結果概要①

	モニタリング対象期間	疑義報告が行われた延べ医薬品数等		
			うち、違反が疑われた延べ医薬品数	左記について、違反が疑われた延べ項目数
令和4年度	9ヵ月	20件	17件	23件
令和3年度	9ヵ月	28件	20件	26件
令和2年度	8ヵ月	21件	14件	17件
令和元年度	8ヵ月	71件	39件	57件
平成30年度	8ヵ月	64件	45件	74件
【参考】平成29年度	5ヵ月	52件	非公表	(67件)
【参考】平成28年度	3ヵ月	39件	非公表	(64件)

※「違反が疑われた延べ項目数」については，年度ごとに分類上の項目の追加・修正を行っているため，単純な比較はできない。

令和4年度：医療用医薬品の販売情報提供活動監視事業報告書（令和5（2023）年3月）
https://www.mhlw.go.jp/content/001133798.pdf

2 Criteria for judgment of violations in the Project

The Project relies on the Pharmaceuticals and Medical Devices Act, the Standards for Proper Advertisement, and the Guidelines for Prescription Drug Marketing Information Provision, as well as the Guidelines for the Preparation of Product Information Brochure of Ethical Pharmaceuticals (hereinafter referred to as the "Guidelines for Preparation"), in determining possible violations. Guidelines for Preparation were formulated by the Japan Pharmaceutical Manufacturers Association (JPMA) as voluntary standards for the preparation of advertisements for prescription drugs. The Guidelines for Preparation was largely revised in September 2015, based on the contents of the "Proposals for Review of Proper Advertising of Prescription Drugs" and the recent promotional activities by pharmaceutical companies. Further revisions were made in October 29, 2017, April 1, 2019 and October 2023 to promote the provision of appropriate information.

Guidelines for Preparation summarize basic points to consider and items to be included in preparing each type of materials. Especially, when preparing the Product Information Brochure, the basic points to be followed are specified such as ; information on indications and dosage and administration is not described outside the approval range, accurate data with assured reliability should be provided, drawings with emphasis on "differences" by changing the axial scale of the graph more than necessary, or using the size and color of characters, and excerpts from the original papers should not be inclined to a part describing the supremacy of its own product.

The Guidelines for Preparation with detailed commentaries have also been available in the JPMA website (Published at https://www.jpma.or.jp/basis/drug_info/index.html).

Please also refer to the Review Reports prepared by the PMDA during the approval process, as they serve as key criteria for determining appropriateness (https://www.pmda.go.jp/review-services/drug-reviews/review-information/p-drugs/0020.html).

3 Results of the Project in FY2022

(1) Number of suspected cases concerning appropriateness

In the Project in FY 2022 (the period covered by the Project was 9 months), there were a total of 17 suspected violations out of 20 pharmaceuticals' doubt-casting reports on appropriateness of information provisions. Given that some cases had suspicions regarding multiple items, the total number of suspected violations are 23 cases.

Chart 7 **Summary of the Results of the Projects①**

	Monitoring Period	Number of drugs stated in question report		
			Total number of drugs for suspected violations	The total number of items for suspected violations in the left
FY 2022	9 months	20 cases	17 cases	23 cases
FY 2021	9 months	28 cases	20 cases	26 cases
FY 2020	8 months	21 cases	14 cases	17 cases
FY 2019	8 months	71 cases	39 cases	57 cases
FY 2018	8 months	64 cases	45 cases	74 cases
FY 2017	5 months	52 cases	Not Published	(67 cases)
FY2016	3 months	39 cases	Not Published	(64 cases)

※ The total number of items for suspected violations may not be compared simply since they are added or corrected for each year based on the revision for the categorization of items.

図表8　監視事業の結果概要②

違反が疑われた項目（複数回答）	平成30年度		令和元年度		令和2年度		令和3年度		令和4年度	
	件数	割合	件数	割合	件数	割合	件数	割合	件数	割合
信頼性の欠けるデータを用いた	8	10.8%	3	5.3%	0	0.0%	1	3.8%	0	0.0%
整合性のないデータを用いた	0	0.0%	0	0.0%	0	0.0%	1	3.8%	0	0.0%
（引用時に）データの抜粋・修正・統合等を行った	9	12.2%	2	3.5%	0	0.0%	0	0.0%	0	0.0%
（引用時に）グラフの軸の尺度の変更，矢印・補助線の追加，着色等を行った	2	2.7%	0	0.0%	0	0.0%	0	0.0%	0	0.0%
それ以外で事実誤認の恐れのあるデータ使用・加工をした	8	10.8%	3	5.3%	1	5.9%	1	3.8%	0	0.0%
誇大な表現を用いてデータを説明した	8	10.8%	7	12.3%	2	11.8%	2	7.7%	2	8.7%
エビデンスのない説明を行った	11	14.9%	14	24.6%	5	29.4%	10	38.5%	9	39.1%
未承認の効能効果や用法用量を示した	8	10.8%	7	12.3%	2	11.8%	0	0.0%	1	4.3%
それ以外で事実誤認の恐れのある表現を用いた	6	8.1%	5	8.8%	0	0.0%	4	15.4%	2	8.7%
有効性のみを強調した（副作用を含む安全性等の情報提供が不十分な場合も含む）[*1]	7	9.5%	6	10.5%	4	23.5%	2	7.7%	6	26.1%
利益相反に関する事項を明記しなかった	2	2.7%	1	1.8%	1	5.9%	0	0.0%	0	0.0%
他社の製品を誹謗・中傷する表現を用いた[*2]	4	5.4%	6	10.5%	2	11.8%	5	19.2%	2	8.7%
その他	1	1.4%	3	5.3%	0	0.0%	0	0.0%	1	4.3%
合計	74	100.0%	57	100.0%	17	100.0%	26	100.0%	23	100.0%

[*1] 平成30年度の表記は「安全性を軽視した」
[*2] 平成30年度の表記は「他社の製品を誹謗する表現を用いた」
※違反が疑われた項目はモニターの報告等に基づく。
※割合は，各年度とも違反が疑われた項目数（延べ件数）を分母として算出した。
以下の資料を基に作成。
・平成30年度：医療用医薬品の広告活動監視モニター事業報告書（平成31（2019）年3月）
　https://www.mhlw.go.jp/content/000509783.pdf
・令和元年度：販売情報提供活動監視事業報告書（令和2（2020）年3月）
　https://www.mhlw.go.jp/content/000652563.pdf
・令和2年度：医療用医薬品の販売情報提供活動監視事業報告書（令和3（2021）年3月）
　https://www.mhlw.go.jp/content/000819797.pdf
・令和3年度：医療用医薬品の販売情報提供活動監視事業報告書（令和4（2022）年3月）
　https://www.mhlw.go.jp/content/000968856.pdf
・令和4年度：医療用医薬品の販売情報提供活動監視事業報告書（令和5（2023）年3月）
　https://www.mhlw.go.jp/content/001133798.pdf

(2) Number of suspected violations and their percentages within the all reports

The most common suspected violation was an explanation without evidence (9 events, 39.1% of 23 suspected violation), followed by "emphasizing efficacy (including inadequate provision of safety information including adverse events)" (6 events, 26.1% of 23 suspected violation).

Chart 8　**Summary of the Result of the Project②**

Suspected violations (Multiple answers were allowed)	FY 2018		FY 2019		FY 2020		FY 2021		FY 2022	
	No. of cases	Ratio	No. of cases	Ratio	No. of cases	Ratio	No. of cases	Ratio	No. of cases	Ratio
Use of unreliable data	8	10.8%	3	5.3%	0	0.0%	1	3.8%	0	0.0%
Use of inconsistent data	0	0.0%	0	0.0%	0	0.0%	1	3.8%	0	0.0%
Data were abstracted, corrected, and consolidated (at the time of citation)	9	12.2%	2	3.5%	0	0.0%	0	0.0%	0	0.0%
The graph's axes were scaled, arrows and auxiliary lines were added, and colored (at the time of citation)	2	2.7%	0	0.0%	0	0.0%	0	0.0%	0	0.0%
Other use or processing of data that could cause a misunderstanding of the facts	8	10.8%	3	5.3%	1	5.9%	1	3.8%	0	0.0%
Explained the data using exaggerated expressions	8	10.8%	7	12.3%	2	11.8%	2	7.7%	2	8.7%
Explanation without evidences	11	14.9%	14	24.6%	5	29.4%	10	38.5%	9	39.1%
Presentation of unapproved indications or dosage and administration	8	10.8%	7	12.3%	2	11.8%	0	0.0%	1	4.3%
Use of other misleading expressions	6	8.1%	5	8.8%	0	0.0%	4	15.4%	2	8.7%
[1] Emphasizing efficacy (including inadequate provision of safety information including adverse events)	7	9.5%	6	10.5%	4	23.5%	2	7.7%	6	26.1%
Not clearly stating conflict of interest	2	2.7%	1	1.8%	1	5.9%	0	0.0%	0	0.0%
[2] Use of expressions that disparage or slander the products of other companies	4	5.4%	6	10.5%	2	11.8%	5	19.2%	2	8.7%
Others	1	1.4%	3	5.3%	0	0.0%	0	0.0%	1	4.3%
Total	74	100.0%	57	100.0%	17	100.0%	26	100.0%	23	100.0%

[1] In FY 2018, the expression was "Underestimation of safety"
[2] In FY 2030, the expression was "Use of the expression that disparages the products of other companies"
※ Suspected violations are based on reports by monitoring institutions, etc.
※ Ratio was calculated using the total number of cases of suspected violations of each year as the denominator.

品について疑義報告があり，このうち延べ17件について違反が疑われた。これらは複数の項目について違反が疑われた事例も含まれるため，違反が疑われた項目は延べ23件となった。

(2) 違反が疑われた項目の内訳と全報告に占める割合

違反が疑われた項目として最も多かったのが「エビデンスのない説明を行った」（9件（違反が疑われた延べ23件の39.1%））であり，次に「有効性のみを強調した（副作用を含む安全性等の情報提供が不十分な場合も含む）」（6件（同26.1%））が多かった。

(3) 疑義報告が行われた医薬品等に関する情報の入手方法

違反が疑われた医薬品等に関する情報の入手方法としては，「製薬企業担当者（オンライン・Webグループ面談（院内））」が8件（違反が疑われた延べ17医薬品の47.1%）で最も多く，次いで「製薬企業担当者（オンライン・Web個人面談）」が6件（同35.3%）となっており，違反が疑われた事例の多くは，製薬企業担当者を介した情報提供に関するものであった。

(4) 違反が疑われた医薬品の種類

違反が疑われた医薬品の種類は多岐にわたるが，特に「免疫疾患治療薬」や「その他の腫瘍用薬」，「先天性代謝異常症治療薬」，「その他の循環器官用薬」が複数挙げられた（いずれも先発医薬品）。

図表9　違反が疑われた医薬品の種類

免疫疾患治療薬，その他の腫瘍用薬，先天性代謝異常症治療薬，その他の循環器官用薬，糖尿病治療薬，抗てんかん剤，不眠症治療薬，利尿剤，無機質製剤，その他の呼吸器官用薬，その他のホルモン剤

(5) 違反事例の傾向

監視事業の調査結果から，対面・オンラインなどの形式を問わず，依然として「エビデンスのない説明を行った」，「有効性のみを強調した（安全性を軽視した情報提供活動も含む）」といった不適切な販売情報提供活動事例がみられた。また，昨年度と比較すると「他社製品の誹謗・中傷を行った」とされた事案は少なくなったものの，エビデンスなく自社製品の優位性を説明する事案が散見された。近年，特に競合が激しい医薬品においては，不適切事例が複数の医療機関から報告されており，MR個人の資質の問題ばかりではなく，営業組織による意図的な取組みを疑う事案もみられた。なお，医療従事者からの質問に対し，情報提供を行うこと自体については問題ないが，他社製品への誹謗・中傷や，直接的に比較したエビデンスのないまま自社製品の優位性を言及することなどは不適切である。

(3) Sources of obtaining reports on suspected violations

The most common source for obtaining information on violations was "person in charge of pharmaceutical companies (online/web group interview (hospital)" (8 cases, 47.1% of total 17 pharmaceuticals related to suspected violations), followed by "person in charge of pharmaceutical companies (online/web personal interview)" (6 cases, 35.3% of the same). Most of the suspected violations were related to the provision of information via pharmaceutical companies' personnel.

(4) Types of pharmaceuticals suspected of violation

The types of pharmaceuticals suspected of violation are diverse as shown in the table below. In particular, "immunotherapeutic pharmaceuticals", " other oncology pharmaceuticals", "pharmaceuticals for congenital metabolic disorders and other cardiovascular pharmaceuticals" were large in numbers (all were brand name pharmaceuticals).

Chart 9 Types of pharmaceuticals suspected of violation

Immunotherapeutic pharmaceuticals, other oncology pharmaceuticals, pharmaceuticals for congenital metabolic disorders, other cardiovascular pharmaceuticals, anti-diabetic pharmaceuticals, antiepileptics, antiinsomnia pharmaceuticals, diuretics, inorganic pharmaceuticals, other respiratory pharmaceuticals, and other hormonal pharmaceuticals

(5) Trends of suspected violations

According to the results of the Project, regardless of the form of face-to-face or online, there were still cases of inappropriate marketing information provision activities, such as "explanations without evidence" and "emphasizing efficacy (including inadequate provision of safety information including adverse events)". In addition, compared with the previous year, there were fewer cases of "use of expressions that disparage or slander the products of other companies", but there were some cases in which there was no adequate evidence and explanations of the advantages of the company's products were given. In recent years, several medical institutions have reported inappropriate events, particularly in the area of highly-competitive pharmaceuticals, and there have been cases in which the organizational deliberate strategy is suspected to be a cause of violation in addition to the problems of the individual MRs. While providing information to healthcare professionals does not pose any problem, it is inappropriate to disparage or slander the products of other companies, or refer to the advantages of the company's products without any evidence on direct comparison.

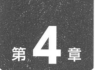

第**4**章　監視事業における実際の疑義事例

　本章では，2016（平成28）～2022（令和4）年度までの7年間における監視事業報告書に挙げられている事例を，次の5事例に分類して紹介する。

カテゴリー1　虚偽・誇大な情報提供に関連する事例

カテゴリー2　未承認・承認外情報の提供に関連する事例

カテゴリー3　安全性に関連する事例

カテゴリー4　利益相反（COI*）に関連する事例

カテゴリー5　その他の事例

　これらの分類は，薬機法上の広告規制との対応（第1章参照）等を念頭に置いているものであるが，例えば，カテゴリー1に分類された事例が，実際に薬機法第66条に違反するかについて予断を与えるものではないことに留意してもらいたい。

　また，この5分類は，実際の監視事業報告書の分類を簡略化しており，各年度の監視事業報告書における分類と，本章の分類との対照は次のとおりとなる。

2022（令和4）年度

- 事実誤認の恐れのあるデータ使用・加工をした事例：カテゴリー1
- 誇大な表現を用いてデータを説明した事例：カテゴリー1
- エビデンスのない説明を行った事例：カテゴリー1
- 未承認の効能効果や用法用量を示した事例：カテゴリー2
- 有効性のみを強調した事例：カテゴリー1またはカテゴリー3
- 他社の製品を誹謗・中傷する表現を用いた事例：カテゴリー1
- その他の事例：カテゴリー5

2021（令和3）年度

- 未承認の効能効果や用法用量を示した事例：カテゴリー2
- データやグラフの恣意的な抜粋・加工・強調・見せ方等を行った事例：カテゴリー1
- エビデンスのない説明や信頼性に欠ける/不正確な情報に基づく説明を行った事例：カテゴリー1
- 誇大な表現を用いた事例：カテゴリー1
- 他社製品の誹謗及びそれに類する説明を行った事例：カテゴリー1
- 有効性のみを強調した事例（副作用を含む安全性等の情報提供が不十分な場合も含む）：カテゴリー1またはカテゴリー3

2020（令和2）年度

- 未承認の効能効果や用法用量を示した事例：カテゴリー2
- データやグラフの恣意的な抜粋・加工・強調・見せ方等を行った事例：カテゴリー1

---

* conflict of interest

- エビデンスのない説明や信頼性に欠ける/不正確な情報に基づく説明を行った事例：カテゴリー1
- 誇大な表現を用いた事例：カテゴリー1
- 他社製品の誹謗及びそれに類する説明を行った事例：カテゴリー1
- 有効性のみを強調した事例（副作用を含む安全性等の情報提供が不十分な場合も含む）：カテゴリー1 またはカテゴリー3
- 利益相反に関する事項を明示しなかった事例：カテゴリー4
- その他の事例（不適切な営業手法含む）：カテゴリー5

2019（令和元年）年度
- 未承認の効能効果や用法用量を示した事例：カテゴリー2
- データやグラフの恣意的な抜粋・加工・強調・見せ方等を行った事例：カテゴリー1
- エビデンスのない説明や信頼性に欠ける/不正確な情報に基づく説明を行った事例：カテゴリー1
- 誇大な表現を用いた事例：カテゴリー1
- 他社製品の誹謗及びそれに類する説明を行った事例：カテゴリー1
- 有効性のみを強調した事例（副作用を含む安全性等の情報提供が不十分な場合も含む）：カテゴリー1 またはカテゴリー3
- 利益相反に関する事項を明示しなかった事例：カテゴリー4
- その他の事例（不適切な営業手法含む）：カテゴリー5

2018（平成30）年度
- 未承認の効能効果や用法用量を示した事例：カテゴリー2
- データやグラフの恣意的な抜粋・加工・強調・見せ方等を行った事例：カテゴリー1
- エビデンスのない説明や信頼性に欠ける/不正確な情報に基づく説明を行った事例：カテゴリー1
- 誇大な表現を用いた事例：カテゴリー1
- 他社製品の誹謗及びそれに類する説明を行った事例：カテゴリー1
- 安全性を軽視した事例：カテゴリー3
- 利益相反に関する事項を明示しなかった事例：カテゴリー4

2017（平成29）年度
- 未承認の効能効果や用法用量を示した事例：カテゴリー2
- データの抜粋・修正等を行った事例：カテゴリー1
- グラフの軸の尺度の変更，着色，補助線の追加等の加工を行った事例：カテゴリー1
- エビデンスのない説明を行った事例：カテゴリー1
- 誇大な表現でデータを説明した事例：カテゴリー1
- 信頼性の欠けるデータを用いた事例：カテゴリー1
- 安全性を軽視した事例：カテゴリー3
- その他：カテゴリー5

2016（平成28）年度
- 未承認の効能効果や用法用量を示した事例：カテゴリー1
- 事実誤認の恐れのあるデータ加工を行った事例：カテゴリー2
- 事実誤認の恐れのある表現を用いた事例：カテゴリー2
- 信頼性の欠けるデータを用いた事例：カテゴリー2
- 安全性を軽視した事例：カテゴリー3
- 利益相反に関する事項を明記しなかった事例：カテゴリー4
- 参考：カテゴリー5

　なお，各疑義事例は，5分類の複数の性質を有しているものが多くあるが（例：エビデンスのない適応外情報の提供は，カテゴリー1とカテゴリー2の両方に該当し得る），本書においては監視事業報告書の分類を参考に，便宜上いずれかのカテゴリーに分類している。

1　虚偽・誇大な情報提供に関連する事例（カテゴリー1）

(1) データやグラフの抜粋，加工，強調その他恣意的な見せ方に関する事例

①　Web講習会で聴講者に事実誤認を与える恐れのある図表を示した事例（2022年度）
■医薬品の種類
　糖尿病・慢性心不全治療剤
■問題のあった情報提供活動・資材
　企業のWeb製品説明会
■ポイント
　事実誤認を与えかねない図表を示し，自社製品を「常用量」，他社製品を「高用量」と説明した。
■内容
　競合品となる他剤との薬価の違いを訴求するスライドを映写し，心不全治療については本剤も他剤も10mgでしか適応が取得されていないが，糖尿病治療薬としての用量に基づき，本剤は「常用量」，他剤は「高用量」という表現・図表を用いて薬価を説明し，直感的に本剤の10mgは「常用量」，他剤の10mgは「高用量」と誤解を与えかねない表現であった。

（イメージ）

製品名	常用量		高用量	
	用量（mg）	薬価（円）	用量（mg）	薬価（円）
＊＊＊（他剤）	5	−	10	○○.○
＊＊＊（本剤）	10	○○.○	25	−

② 他社製品との直接比較を行っていないにもかかわらず，他社製品よりも優れているかのような印象を与えた事例 (2021年度)

■医薬品の種類

皮膚炎用薬

■問題のあった情報提供活動・資材

オンライン面談時に企業担当者が提示した資料

■ポイント

臨床試験の主要評価項目の結果を示すグラフ部分に，信頼性に欠けると思われるデータがみられた。本剤群とA剤群との直接比較がないにもかかわらず，同一グラフ上に，原著論文にはない群間差推定値も記載したため，A剤群と直接比較して本剤が優れているかのような印象を与えた。原著論文にはない数値をグラフ上に書き込んだという点で書きすぎであり，注意して作図することが必要。

■内容

本剤群とプラセボ群，A剤群とプラセボ群とで比較を行い，本剤群とA剤群では直接比較を行わない試験デザインであったが，提示された資料の中のグラフでは，プラセボ群，本剤群，A剤群が同一グラフ上に示されていた。この点は原著論文でもそのようになっているので問題はないが，本剤群とA剤群との間に原著論文にはない群間差推定値が加えられていた。総合製品情報概要及び企業HPの当該試験結果を確認したところ，同様に本剤群とA剤群との間に群間差推定値が記載されており，あたかも両者を直接比較したかのような印象を与えるものであった。

原著論文にはない数値をグラフ作成時に追記するのは書きすぎといえる。また，MR*の説明も十分ではなかった。

③ 副次評価項目であることに言及せず，副次評価項目で有効性を説明した事例 (2021年度)

■医薬品の種類

関節機能改善薬

■問題のあった情報提供活動・資材

オンライン製品説明会時に企業担当者から示されたスライド・口頭説明

■ポイント

説明時のスライドにおいて1枚の中に主要評価項目よりも副次評価項目のグラフを大きく記載していた。検証するために様々なデザイン上の要件を満たしているのが主要評価項目の結果で最も重要で信頼できる。主要評価項目をメインに説明すべきである。説明資料も誤解を与えかねないので主要評価項目よりも副次評価項目を大きく示すのは適切でない。また，副次評価項目の結果を示して説明する場合は，あくまでも副次評価項目で参考である旨を添えて説明する必要がある。

■内容

オンラインによる院内の製品説明会で，企業担当者が本剤についてのスライドを画面に表示しながら説明を行った。その際，主要評価項目と副次評価項目の結果を示したグラフが1枚の中に表示されていたが，主要評価項目よりも副次評価項目のグラフが大きく示されていた。また，説明時には副次評価項目の結果であることには言及しないまま，副次評価項目を用いて有効性を説

明した。

---

④　他剤との併用があるのに，併用していないと受け取れる図表の加工を行った試験デザインを示した事例（2020年度）

■ 医薬品の種類

　抗リウマチ薬

■ 問題のあった情報提供活動・資材

　対面の面談にて，企業担当者による口頭説明

■ ポイント

　他剤との併用があるのに，併用していないと誤解を招くような図表の加工を行った。

■ 内容

　審査報告書に記載された臨床試験では，本剤と他剤の投与に切り替えて試験をしているにもかかわらず，インタビューフォームや総合製品情報概要などに用いている試験デザインを示した図表では，他剤の投与に関する記載がなく，本剤単剤への切り替えの場合の試験結果と誤解を招くような図表となっている。

---

⑤　複数の臨床試験の試験結果を合算して記載する等，本剤が優れているかのような印象を与えるデータ加工等が行われた事例（2019年度）

■ 医薬品の種類

　抗菌薬

■ 問題のあった情報提供活動・資材

　企業担当者による説明資料

■ ポイント

　複数の臨床試験の試験結果を合算して記載する等，本剤が他剤に比べて優れているかのような印象を与えるデータの抜粋・加工・見せ方等が行われた。

■ 内容

　製薬企業担当者（MR）が製品説明会で用いたスライドにおいて，本剤の複数の臨床試験の試験結果が合算して記載されていた。主要評価項目や副次評価項目の結果を同列で記載する，呼吸器感染症については適格基準（年齢）が異なる試験や用量設定試験など目的の異なる結果も合算されている，個々の試験の症例数が示されていない，呼吸器感染症と耳鼻科領域の試験では非劣勢検証試験であるが対照群の記載がないなどにより，全体的に本剤が優れているような印象を与える資料となっていた。

　また，安全性に関しては，有害事象について一通り説明があったものの，RMP*についての説明はなく，特に肝障害患者における安全性が不足していた。

---

* risk management plan：医薬品リスク管理計画

⑥　副作用の数が少ないかのように原著論文から一部のデータを抜粋して引用した事例 (2019年度)

■医薬品の種類

利尿剤

■問題のあった情報提供活動・資材

企業担当者による説明用資料

■ポイント

副作用発現頻度が一定以上の副作用だけを示すことで，他に副作用が存在しないかのように見える，原著論文からのデータの抜粋が行われた。

■内容

本剤のパンフレットにおいて，本剤投与期間別の副作用発現率が1.0%以上の副作用について表形式で示しているが，原著論文には，副作用発現率0.5%以上の表として示されており，副作用出現率を一定の割合に限ることで，パンフレットでは，原著論文に記載されていた3つの副作用が示されていなかった。原著論文からのデータの抜粋に当たって，恣意的に副作用を少なく見せようとしたものと推測される事例であった。

---

⑦　1次治療の違いを示さずに，「日本人には効果が高い」との説明を行った事例 (2018年度)

■医薬品の種類

抗がん剤

■問題のあった情報提供活動・資材

プレゼンテーション用スライド

■内容

院内説明会において，説明スライド中で，1次治療に抵抗性を示した患者を対象とした臨床試験結果が紹介され，全症例と日本人の症例の奏効率を比較したグラフで，「日本人には効果が高い」との説明を受けた。全例と日本人で顕著な差があったため，企業担当者に確認したところ，「1次治療の内容が全例と日本人で異なることが理由かもしれない」との返答を受けた。

後日，審査報告書を確認したところ，両者の1次治療の内容は大きく異なっており，全症例ではＡ剤の投与が5割台，Ｂ剤の投与が3割台であるのに対し，日本人の症例ではＡ剤の投与が2割台，Ｂ剤の投与が7割台であった。審査報告書には，この結果を受け，「製造販売後調査において，1次治療の種類別の安全性等に関する情報を収集することが望ましい」とする記載もあった。こうした条件の違いを説明せずに，試験結果のみをプロモーションに用いるのは不適切である。

■ポイント

両者の前提条件の違いを示さずに，全例と比べて「日本人には効果が高い」と説明した。

---

⑧　国内試験の結果を示さず，海外試験の結果のみを根拠に安全性を強調した事例 (2018年度)

■医薬品の種類

抗精神病薬

■問題のあった情報提供活動・資材

企業担当者による口頭説明

■内容

　院内勉強会において，本剤の副作用としてQT延長[*1]の有無を企業担当者に問い合わせたところ，「海外試験では12mg/日の用量でQT延長は認められなかったため，その懸念はない」との返答を受けた。しかし，審査報告書を確認したところ，国内試験かつ，より低用量の投与でQT延長が発生していた。

■ポイント

　本剤に不利益となる国内試験の結果を示さず，海外試験の結果のみで安全性を強調した。

- -

⑨　3群比較試験の結果のうち，1群または2群の結果のみをグラフで示した事例 (2018年度)

■医薬品の種類

　脂質異常症治療薬

■問題のあった情報提供活動・資材

　プレゼンテーション用スライド

■内容

　院内説明会での説明スライド中において，審査報告書では3群比較試験であった，有効性を示す複数のグラフについて，1群または2群の結果のみを抽出したグラフを示していた。3群のうち2群は本剤 (低用量群，高用量群) であるが，TG[*2]変化率等を比較するグラフにおいて，低用量群とプラセボ群のみの結果が紹介されていたので，審査報告書を確認したところ，投与量が増えても結果に大きな差異は見られなかった。

　「本剤を増量しても効果に大きな差異はない」という情報も重要であり，3群比較試験の結果としてきちんと説明するべきである。

■ポイント

　3群比較試験のうち，1群または2群の結果のみを抽出してグラフを作成した。

- -

⑩　対照薬を上回っている一部分のみを強調して説明を行った事例 (2018年度)

■医薬品の種類

　抗がん剤

■問題のあった情報提供活動・資材

　企業担当者による口頭説明

■内容

　新薬ヒアリングにおいて，対照群とのOS率[*3]を比較したKaplan-Meier曲線を示し，「本剤の対照群に対する優位性は確認されていない」と適正使用ガイドにも記載されているにもかかわらず，本剤投与群が対照群を上回っている一部の期間を強調するような説明を行った。また同様に，「造血幹細胞移植患者では対照群と比較してOS期間の短縮が認められた」と適正使用ガイドに記載されているにもかかわらず，OS率が上回っている一部の期間のみを強調して，本剤の優位性を主張する説明を行った。

[*1] ヒト用医薬品の心室再分極遅延
[*2] トリグリセリド
[*3] overall survival：全生存率

■ポイント

　本剤の優位性が確認されていないにもかかわらず，Kaplan-Meier曲線のOS率が上回っている箇所のみを強調して，本剤の優位性を説明した。

---

⑪　原著論文からの引用に当たり，特に重大かつ本剤に不利な情報のみを示さなかった事例（2018年度）
■医薬品の種類

　乾癬治療薬
■問題のあった情報提供活動・資材

　新薬ヒアリング用資料
■内容

　新薬ヒアリング時に，その場限りの資料として，安全性に関する対照薬との比較試験の結果を示された。原著論文に記載されている結果をそのまま引用・翻訳していたが，そのうち「悪性腫瘍」の項目のみが引用されていなかった。「悪性腫瘍」は副作用として特に重大であり，かつ，本剤では発生したが，対照薬では発生しなかったものであり，原著論文を恣意的に引用したと考えられる。
■ポイント

　安全性について，特に重大かつ本剤に不利な情報のみ示さなかった。

---

⑫　主要評価項目である変化量を絶対値に変更してグラフを作成した事例（2018年度）
■医薬品の種類

　糖尿病治療薬
■問題のあった情報提供活動・資材

　製品紹介パンフレット
■内容

　製品紹介パンフレットにおいて，「優れたHbA1cの低下効果が認められた」という記載とともに，主要評価項目の結果を示すグラフが引用されていたが，パンフレットのグラフは縦軸がHbA1cの絶対値であるのに対し，原著論文・審査報告書の縦軸はHbA1c変化量であった。本来の主要評価項目は変化量であり，絶対値で示すことは引用に該当しない。
■ポイント

　主要評価項目である変化量を絶対値に変更して，グラフを作成した。

---

⑬　誤った凡例の記載やグラフの縦横比の調整を行った事例（2018年度）
■医薬品の種類

　糖尿病治療薬
■問題のあった情報提供活動・資材

　医療関係者向け情報サイト上の製品紹介動画
■内容

　医療関係者向け情報サイト上の製品紹介動画で，本剤投与群とプラセボ群の血糖値の推移を表すグラフが引用されていたが，凡例が誤って逆に表示されていた。また，グラフが横長になるよ

うに縦横比が変更されており，変動が小さく血糖コントロールが良好であるという印象を受ける
グラフとなっていた。

■ポイント

グラフの引用に当たり，不正確な引用や縦横比の調整を行った。

----

⑭　原著論文からの引用において，恣意的と思われるグラフの選択を行った事例 (2018年度)

■医薬品の種類

鎮痛薬

■問題のあった情報提供活動・資材

製品紹介パンフレット

■内容

製品紹介パンフレットに，本剤投与群で血圧の変化がなかったことを示すグラフが引用されて
いた。原著論文では，対照薬のグラフも合わせて掲載されており，国内用量の数倍の用量で使用
されている対照薬においても血圧の有意な上昇は認められていなかった。しかし，パンフレット
では対照薬のグラフが示されておらず，本剤のグラフのみを引用することで，本剤のみが血圧上
昇リスクが低いかのような印象を与えていた。

■ポイント

対照薬のグラフを示さず本剤のグラフのみを掲載することで，本剤のみが血圧上昇リスクがな
いかのように見せた。

----

⑮　優位性を示すことができる副次評価項目の結果のみを詳細に紹介した事例 (2018年度)

■医薬品の種類

抗ウイルス薬

■問題のあった情報提供活動・資材

製品紹介パンフレット

■内容

「ウイルス減少効果」にフォーカスした製品紹介パンフレットにおいて，主要評価項目である
罹病期間の結果は，数行の文章のみで紹介されており，対照薬との比較結果も示されていなかっ
た。一方，副次評価項目である「ウイルス力価の変化量」及び「ウイルス力価に基づくウイルス排
出停止までの時間」は，グラフと文章で対照薬との比較を2ページにわたり紹介し，本剤の優位
性を強調していた。審査報告書を確認したところ，主要評価項目については対照薬との有意差が
なく，データの示し方に恣意性が見られた。

■ポイント

優位性を示すことができる副次評価項目の結果のみを詳細に紹介している。

----

⑯　有害事象の一覧として，臨床試験で多く認められた項目を示さなかった事例 (2018年度)

■医薬品の種類

糖尿病治療薬

■問題のあった情報提供活動・資材

医療関係者向け情報サイト上の座談会記事

■内容

　医療関係者向け情報サイト上の座談会記事において，第Ⅲ相試験の有害事象の概要として，有害事象の発現状況が一覧で紹介されていたが，審査報告書に記載のあった「ケトアシドーシス関連事象」等，複数の項目が削除されていた。審査報告書で「多く認められた有害事象」とされている「ケトアシドーシス関連事象」は，安全性の観点から紹介すべきであり，選定方法が不適切と思われた。

■ポイント

　有害事象の一覧に，臨床試験で多く認められた事象を示さなかった。

-----

⑰　副作用発現率に影響のある前投薬の情報等を記載しなかった事例（2018年度）

■医薬品の種類

　抗がん剤

■問題のあった情報提供活動・資材

　製品紹介パンフレット

■内容

　製品紹介パンフレットに掲載されていた第Ⅰ相臨床試験結果において，副作用の発現率が他社製品と比較して著しく低かったため，審査報告書を確認したところ，パンフレットにはない前投薬の記載があった。また，同試験の目的についても，審査報告書に記載のあった「安全性の比較検討」がパンフレットでは削除されており，「薬物動態の同等性の検証」のみが目的として記載されていた。

■ポイント

　安全性を評価する上で必要な前投薬の情報を記載しなかった。

-----

⑱　原著論文からの引用において，不正確な引用や不適切な情報の削除・統合を行った事例（2018年度）

■医薬品の種類

　抗リウマチ薬

■問題のあった情報提供活動・資材

　製品紹介パンフレット

■内容

　製品紹介パンフレットの記載について，原著論文からの不適切な引用と思われる点が散見された。

・原著論文では，重篤な副作用として，個別の名称とともに詳細な発現状況が記載されているが，パンフレットでは複数項目がまとめられており，本剤の使用に当たって特に注意すべき項目の記載が省略されていた。

・原著論文から引用したデータについて，数値が一致しない箇所があった。

・原著論文から引用した患者満足度の調査結果について，回答不明の患者を除外して集計した旨の記載が省略されていた。

■ポイント

　原著論文からの引用に当たり，不正確な引用や不適切な情報の削除・統合を行った。

52

⑲　症例数の少ないサブグループ解析の結果のみを紹介し，有効性を主張した事例 (2018年度)

■医薬品の種類

気管支喘息治療薬

■問題のあった情報提供活動・資材

プレゼンテーション用スライド，製品紹介パンフレット

■内容

　医師向けの院内製品説明会で，企業担当者が第Ⅲ相国際共同臨床試験の主要評価項目である年間喘息増悪率について，全例解析（実薬群・プラセボ群いずれも約250例）の結果を紹介せず，日本人集団（実薬群・プラセボ群いずれも約15例）についてのサブグループ解析結果のみを紹介した。その他の副次評価項目については全例での結果が紹介されており，なぜ主要評価項目は日本人データのみを紹介したのか尋ねたところ，「医師は日本人データを求めるため」との回答を受けた。症例数は少ないものの，全例解析よりもサブグループ解析の方が良い結果が出ており，恣意性が感じられた。

　なお，医師向けと思われる簡素なパンフレットにもサブグループ解析の結果のみが記載されていた。

■ポイント

　主要評価項目について，症例数の少ないサブグループ解析の結果のみを紹介した。

⑳　プレゼンテーション用スライドにおいて，恣意的と思われる解析結果を紹介した事例 (2018年度)

■医薬品の種類

血友病治療薬

■問題のあった情報提供活動・資材

プレゼンテーション用スライド

■内容

　製品紹介のプレゼンテーションにおいて，週1回投与群のうち＊＊週までに出血しなかった患者の割合に並べて，＊＊週まで週1回投与が継続できた患者のうち出血しなかった患者の割合が提示されたが，後者のデータは，配布された総合製品情報概要や審査報告書には記載がない。何らかの理由で週1回投与が継続できなかったケースが脱落しているものであり，後者のデータの価値は乏しく，かつ優良誤認をしかねないものであった。なお，プレゼンテーション用スライドは配布されなかった。

■ポイント

　恣意的かつ優良誤認を招きかねない解析結果を紹介した。

㉑　比較試験の結果から対照群のデータを削除して紹介した事例 (2017年度)

■医薬品の種類

抗菌薬

■問題のあった情報提供活動・資材

MR提供資料及びホームページの臨床試験結果紹介

■内容

　A社のホームページ及びMRが提供した資料に，抗菌薬の臨床試験結果が紹介されていた。主要評価項目・副次評価項目を問わず，臨床効果，細菌学的効果，医師による評価，有害事象等の多数の掲載グラフで，比較試験の結果であるにもかかわらず，引用論文には記載のあった対照薬の結果が掲載されていなかった。比較対象を削除することで，A社の抗菌薬の効果や安全性を正確に評価できない可能性があった。また，主要評価項目の評価は95％信頼区間を用いて「非劣性」，「優越」の判断を行ったという記載はあるものの，その評価結果は示されていなかった。

（イメージ）

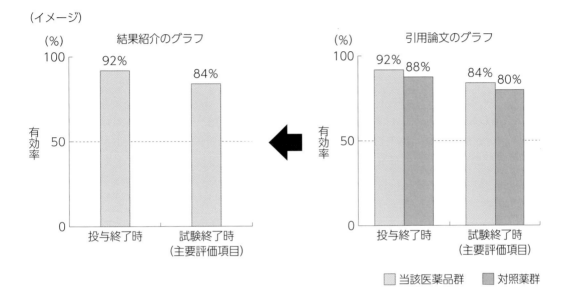

■ポイント

　データの一部のみを抜粋することで，効能効果を誇大に見せている。

㉒　非劣性試験の結果から対照薬群のデータを削除して紹介していた事例 (2017年度)

■医薬品の種類

　糖尿病治療薬

■問題のあった情報提供活動・資材

　簡易版製品パンフレット

■内容

　A社の糖尿病治療薬のパンフレットにおいて，「優れた血糖低下効果」という表題のページに，HbA1c値の変化量の推移を示すグラフが掲載されていた。原著論文では，非劣性試験として対照薬群，当該薬品100mg群，300mg群のデータが1つのグラフにまとめられていたが，パンフレットでは当該薬品100mg群のみのグラフとなっていた。主要評価項目である52週目の値についてみると，当該薬品100mgと対象薬群の差が0.01％であり，当該薬品のデータのみを抜粋することで血糖降下作用を強調していることが疑われた。

■ポイント

　データの一部のみを抜粋することで，効能効果を誇大に見せている。

㉓ 優位なデータのみを抜粋し，本来の主要評価項目ではない薬力学的動態の評価を強調した事例（2017年度）

■医薬品の種類

プロトンポンプ阻害薬

■問題のあった情報提供活動・資材

パンフレット（2018年2月作成）

■内容

A社のパンフレットにおいて，臨床試験結果として，当該医薬品と類似薬における24時間の胃内pHの推移を示すグラフが掲載されていた。パンフレットのグラフはベースラインと1日目のデータの記載であったが，原著論文ではさらに7日目のデータも記載されており，類似薬よりも効能効果が優れているデータのみを抜粋したことが疑われた。

また，当該ページの上部には，「投与1日目は2〜3時間後に胃内pH 4に達し，4時間後に胃内pH 7に達しました」とタイトルが付けられていたが，本来，研究の主要評価項目は「24時間の胃内pH≧3，pH≧4，pH≧5のHTR（Holding Time Ratio），24時間の平均胃内pH」であり，薬物の薬力学的動態を評価する研究ではない。原著論文の真意を損ねかねないタイトルが付けられていた。

■ポイント

データの一部のみを抜粋することや，引用論文本来の目的にそぐわないタイトルを記載することで，効能効果を誇大に見せている。

㉔ 非盲検期を含めたデータであったものを盲検期のみのデータに加工し，対照群との差を誇大に見せた事例（2017年度）

■医薬品の種類

抗がん剤

■問題のあった情報提供活動・資材

製品情報概要

■内容

A社抗がん剤の総合製品情報概要に掲載されていた客観的奏効率のグラフが，インタビューフォーム・引用論文に記載されていた表のデータと異なっていた。

インタビューフォーム・論文で紹介された奏効率は，A社抗がん剤群45.0％，プラセボ群13.0％であり，注釈に「プラセボ群の奏効例13例中12例は非盲検期間中に奏効が認められた」旨の記載があった。一方，総合製品情報概要では，「盲検期のデータ比較」とした上でプラセボ群の奏効例12例を奏効率の分子から除くことで，プラセボ群の奏効率が1％となっていた。総合製品情報概要とインタビューフォーム・論文を比較すると，A社抗がん剤とプラセボ群の差が拡大していた。

データの加工によって効能効果が誇大に評価されかねない事例であった。

〈インタビューフォームの記載イメージ〉

	奏効率
A社抗がん剤	45.0%
プラセボ	13.0%

※プラセボ群の奏効例13例中12例は，病勢進行による投与中止後，
非盲検A社抗がん剤投与期間中に奏効が認められた。

〈製品情報概要のグラフのイメージ〉

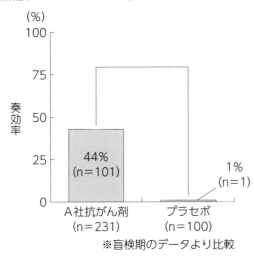

※盲検期のデータより比較

■ポイント
　データを修正することで，効能効果を誇大に見せている。

㉕　恣意的な補助線により，対照群との差を誇大に見せた事例 (2017年度)
■医薬品の種類
　抗がん剤
■問題のあった情報提供活動・資材
　MRによるプレゼンテーション (スライド・口頭説明)
■内容
　A社のMRが薬剤部向けに自社の抗がん剤についてプレゼンテーションを行ったところ，臨床試験結果であるPFS[*]を示すグラフに，インタビューフォームと製品情報概要には記載のない "補助線" が追加されていた。この補助線は対照群との差が大きい観察期間12か月時点に引かれていたが，片群200例以上のランダム化比較試験において12か月時点で結果が得られている症例はわずかに11例と5例のみであった。
　補助線の位置は観察期間中央値でもなかったため，MRに線を記載した理由を尋ねたところ「生存期間中央値に未達であったので，最長観察期間に補助線を入れた」と説明があった。しか

----

[*] progression free survival：無増悪生存期間

し，生存期間中央値に未達で最長観察期間が21か月であるグラフでも，12か月時点に補助線が引かれていたため，MRの説明は矛盾していた。

当該グラフの上には，「対照薬群と比較して有意にPFSを延長した」という趣旨の文章に続き「12か月時点のPFS率は当該医薬品群＊％，対照薬群＊％であった」と記載がある。科学的に明確な理由なく，差が大きいところに補助線を引き，文章化しており，読み手が細部を注意深く見なければ，有効性を過大に評価しかねなかった。

■ポイント

補助線の追加と説明文によって，効能効果を誇大に見せている。

㉖　原著論文にはない着色や補助線で効能効果を強調した事例 (2017年度)

■医薬品の種類

糖尿病治療薬

■問題のあった情報提供活動・資材

パンフレット (2017年5月作成)

■内容

A社の糖尿病薬等を説明するパンフレットで，薬物治療に関する項目として「食後1時間以内の血糖のピークを抑制しました」というタイトルとともに，食後時間と血糖値の関係を示したグラフが掲載されていた。このグラフには，原著論文にはない，横軸の「30分」，「60分」表記への色付けや，血糖値160mg/dLに補助線が引かれるといった加工が行われており，他社製品との差を強調している印象を受けるものであった。

■ポイント

補助線の追加と着色によって，効能効果を誇大に見せている。

㉗　グラフの軸の目盛を変更したり，論文には記載のないデータを追加した事例 (2017年度)

■医薬品の種類

多発性硬化症治療薬

■問題のあった情報提供活動・資材

パンフレット

■内容

A社のパンフレットでは，効能効果を示すグラフの縦軸が0％〜50％であったが，引用論文では縦軸が0％〜100％であった。軸の目盛を変更することで，視覚的に有効性を高く評価しかねない可能性があった。

また，ベースライン時の総合障害度 (EDSS) 及び治療歴からみた年間再発率のグラフには，引用論文にはないベースラインデータが追記されており，軸の最大値を変更することで，本来比較すべき群間差がわかりにくい内容となっていた。

■ポイント

軸の尺度の変更等によって，効能効果を誇大に見せたり，引用論文本来の目的をわかりづらくしている。

㉘　グラフの縦軸の間隔を伸ばすことで効果を誇張した事例（2016年度）

■医薬品の種類

　気管支拡張剤

■問題のあった情報提供活動・資材

　製薬企業が主催するWebセミナーの図表

■内容

　A社が主催するWebセミナーにおいて，医薬品の有効性を示すために，実薬対象比較試験の結果の説明がなされた。主要評価項目である「中等度又は重度の疾患の増悪回数」のグラフについて，スライド上で差が大きく見えるようにグラフの縦軸の一部を拡大して，効果を強調する場面があった。なお，製品情報概要には通常のグラフが掲載されており，スライドのみが視覚的に差を強調したものとなっていた。画面が切り替わるタイミングが早ければ，データを正確に読み取れない危険性があった。

（イメージ）

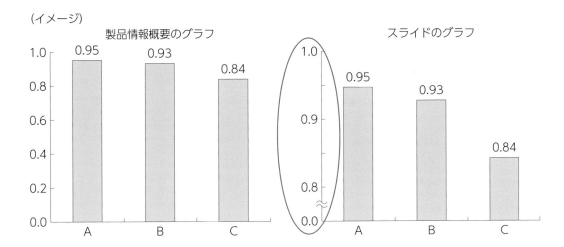

■ポイント

　誤解を生じさせやすいグラフの加工によって，効能効果を誇大に見せている。

㉙　引用論文の図から一部を抜き出した形で試験結果を紹介した事例（2016年度）

■医薬品の種類

　抗ヒスタミン薬

■問題のあった情報提供活動・資材

　製品情報概要

■内容

　A社の抗ヒスタミン薬の総合製品情報概要で，慢性特発性蕁麻疹患者に対する二重盲検比較試験の結果として，“初回投与24時間後の午前”の痒みスコアの変化率が掲載されていた。しかし，引用論文においては，初回投与24時間後・1週間後・6週間後の3時点で1枚のグラフが作成されており，論文の図から効果を顕著に示すことができる一部のみを抜粋したものとなっていた。製品情報概要のみを見ると，バックグランドとして持つべき情報が欠けており，薬剤の効果を正し

く評価できない可能性があるものとなっていた。

（イメージ）

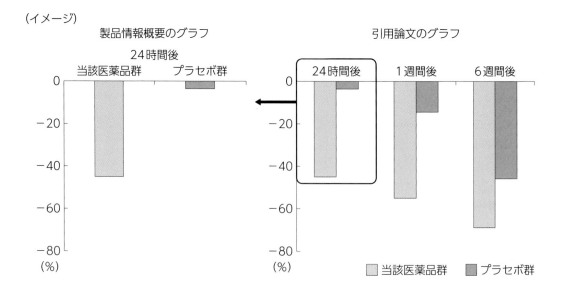

製品情報概要のグラフ　　　　　　　　　　引用論文のグラフ

■ ポイント

　図の一部のみを抽出・加工することで，効能効果を誇大に見せている（「医療用医薬品製品情報概要等に関する作成要領」（日本製薬工業協会）では，「原著論文からデータを引用する場合は内容が正確に伝わるよう記載し，結論が自社製品に優位な部分のみ抜粋することなく，原著の真意を損なわないように配慮し，出典を明示すること」としている）。

- -

㉚　論文中から特に優位性を示せる一部のデータのみを使用した事例（2016年度）

■ 医薬品の種類

　抗生物質製剤

■ 問題のあった情報提供活動・資材

　パンフレット（2016年8月作成）

■ 内容

　A社のWebセミナーで配布されたパンフレットにおいて，「＊＊＊＊に対して当該医薬品はバランス良く優れた抗菌力を示します」というキャッチコピーとともに，特定の菌に対する薬剤感受性に関する図として，5種類の内服抗菌薬に関するデータが掲載されていた。原著文献から内服抗菌薬に関するデータを抜粋して作成されたかのように見えたが，文献を確認したところ，これらの薬以外の有効性が確認された内服薬のデータ，静注抗菌薬のデータがパンフレットには未掲載であることがわかった。パンフレットにはデータの抜粋に関する記載がなく，表記方法として不適切だと思われる事例であった。

　また，この図の下には監修者のコメントとして「軽症から中等症の疾患の増悪時の抗菌薬として有力な選択肢のひとつとして考えられる」の記載があるが，本来抗菌薬治療は経静脈投与も含めるべきであり，掲載している図では原著に記載されている静脈投与が除外されている点を考慮すると，図からコメントへの流れは「軽症から中等症の疾患」との断り書きを踏まえても，静注抗菌薬を意図的に除外して当該医薬品の処方を誘導しているのではないかと考えられた。

■ポイント

図の一部のみを抽出・加工することで，効能効果を誇大に見せている。

㉛　誤解しかねないスライド構成やデータで，医薬品の優位性をPRした事例（2016年度）

■医薬品の種類

代謝調節剤

■問題のあった情報提供活動・資材

MRによるプレゼンテーション（スライド・口頭説明）

■内容

A社の代謝調節剤について追加の適応が承認されたので，モニター医療機関で勉強会が開催された。A社の担当MRが当該医薬品と腫瘍崩壊症候群に関する説明をする中，1スライドだけではあるが，既存薬との比較試験のデータを示し，「既存薬に対し当該医薬品は優位性を持っている」と説明した。しかし，このデータは従来の適応のものであって，追加された適応のものではなく，さらには追加された適応では既存薬に対する非劣性のデータしかなかった。勉強会のテーマとは若干外れた内容のスライドをプレゼンテーションの中で紹介されることで，誤認の恐れがあった。

■ポイント

誤解を生じさせやすいスライドの構成やデータによって，効能効果を示している。

㉜　他社でも行っている副作用調査について「当社だけ実施」とPRした事例（2016年度）

■医薬品の種類

造影剤

■問題のあった情報提供活動・資材

MRによる口頭説明

■内容

モニター医療機関に対してA社の担当MRから，「非イオン性造影剤の後発医薬品メーカーでは，副作用調査を行っている会社は当社だけである」というプロモーションが行われた。しかし，実際には他社でも造影剤に関する副作用調査が行われており，事実と異なる説明がなされた。

■ポイント

誤った事実に基づくプロモーションを行っている。

㉝　医薬品の優劣とは関連しない"治療指針の掲載順"をPRする一方，安全性に関する情報提供が一切なかった事例（2016年度）

※カテゴリー3にも該当

■医薬品の種類

精神神経用剤

■問題のあった情報提供活動・資材

MRによるプレゼンテーション（口頭説明）

■内容

院外の勉強会において，A社のMRが当該医薬品について一通り製品概要を説明した後，治療

の位置づけとして「『今日の治療指針』(発行：医学書院)において，薬物治療の第一選択として他の医薬品よりも"前に"記載されている」と強調した発言があった。医薬品の表記の順番によって優劣が決まることはなく，他の医薬品よりも優れているという事実誤認を生じかねない表現であった。

　また，治療ガイドライン及び「今日の治療指針」などにおいて，治療の位置づけを説明すること自体は問題ないが，本来の目的は医薬品適正使用のための情報提供であり，高齢者の安全な薬物療法ガイドラインにあるような「漫然と長期投与せず，少量の使用にとどめるなど，慎重に使用する」といった安全性に関する情報提供はなかった。自社製品にとって都合のよい内容だけを用いて説明することは，効能効果や安全性等の保証や誇大な表現につながりかねない事例であった。

■ ポイント
　医薬品の優劣とは無関係なことをプロモーションに用い，効能効果を誇大に見せている。
　また，安全性を軽視したプロモーションを行っている。

- -

㉞　症例数の少ないデータや理論上あり得ない数値を用いたPRや，リスクを軽視した製品説明を行った事例 (2016年度)
※カテゴリー1の「(2) エビデンス不足や信頼性に欠ける説明に関する事例」およびカテゴリー3にも該当

■ 医薬品の種類
　抗アレルギー薬

■ 問題のあった情報提供活動・資材
　MRによるプレゼンテーション(口頭説明・スライド)

■ 内容
　モニター医療機関で実施された新薬のヒアリングにおいて，A社の担当MRが抗アレルギー薬の特性について実験結果に基づいて説明を行った際に，当該医薬品と他の薬剤を比較したグラフで，当該医薬品の結果が理論上あり得ない数値を示していたにもかかわらず，他剤との差を持って優位性が認められることを主張していた。また，当該医薬品の結果は10例ほどの症例に基づく結果であった。

　さらに，MRは，医薬品リスク管理計画書(RMP)に，重要な特定されたリスク・重要な潜在的リスク・重要な不足情報に関する記載がないことから「他剤よりもリスクが少ない」と表現し，「他剤ではアナフィラキシー症状等が発生するが，当該医薬品には記載がなく，発生リスクが少ない」とも紹介していた。アナフィラキシー症状の発生は医薬品ではなく患者によるものであり，全般に安全性を軽視するようなプロモーションがみられた。

■ ポイント
　症例数が少ないデータを用いて不適切な説明を行ったり，安全性を軽視したプロモーションを行っている。

(2) エビデンス不足や信頼性に欠ける説明に関する事例/不正確な情報に基づく説明を行った事例

----

① 　根拠なく「治療ガイドラインに掲載される予定であり推奨度が高くなることが予想される」と説明した事例（2022年度）

■医薬品の種類

　その他の循環器官用薬

■問題のあった情報提供活動・資材

　企業担当者による説明（オンライン）

■ポイント

　根拠なく，治療ガイドラインに掲載される予定と説明し，推奨度が他剤よりも高くなることが予想されるとプロモーションを行った。治療ガイドラインに掲載される予定という情報に明確な根拠があればプロモーションとしては問題ないが，根拠がないのであれば不適切である。

■内容

　企業担当者が本剤についての説明で，「治療ガイドライン2021では本剤に関する記載はないが，追補版として載る予定である。既存の薬剤は推奨度がBまたはCであるが，本剤はこれらより推奨度が高くなることが予想される」と述べた。

　なお，追補版に掲載予定という情報に根拠はなく，実際に最新版のガイドラインにも掲載されていない。

----

② 　データがないにもかかわらず，医師の意見を根拠に他剤よりも副作用が少ないと説明した事例（2022年度）

※カテゴリー1の「(4) 他社製品の誹謗に関する事例」の①と同じ事例

■医薬品の種類

　その他の呼吸器官用薬

■問題のあった情報提供活動・資材

　企業担当者による説明（オンライン）

■ポイント

　データがないにもかかわらず，医師の意見を根拠に他剤よりも副作用が少ないと説明を行った。「データはないので参考として」と断ってはいるもののエビデンスのない説明を行うのは不適切と言える。

■内容

　企業担当者が，「他社製品は1日1回の設計で血中濃度を高く保つため＊＊が多く，その結果，副作用が多いが，本剤は薬剤伝達技術により少量かつ回数が多いため，血中濃度の山が小さく副作用が出にくい，と，ある大学病院の医師がおっしゃっていた」と，質問されていないにもかかわらず本剤の優越性を説明した。「データはないので参考として」と断ってはいるものの，エビデンスなく，他社製品の名前を出したうえで自社製品は副作用が少ないと自社製品の優越性を説明した。

③　エビデンスのない投与方法を説明した事例 (2022年度)

■ 医薬品の種類

　無機質製剤

■ 問題のあった情報提供活動・資材

　企業担当者による説明（オンライン）

■ ポイント

　医療従事者からの質問があったわけではない中，企業担当者がエビデンスのない投与方法を積極的に説明するのは不適切である。

■ 内容

　本剤の電子化された添付文書（電子添文）には「希釈する場合は，1バイアルあたり100 mLの生理食塩液で用時希釈し，生理食塩液以外の輸液は使用しないこと」と記載されている。病院薬剤部で行ったオンラインでの説明会の場で，企業担当者から自発的に「他施設では生食50 mLに溶解して投与しているらしいが特に問題はないと聞いている。また，他の施設では5％ブドウ糖液で溶解して投与したが問題はなかったと聞いている」という説明があった。

④　エビデンスなく，作用機序の違いをもって他剤よりも優れていると説明した事例 (2022年度)

■ 医薬品の種類

　免疫疾患治療薬

■ 問題のあった情報提供活動・資材

　企業担当者による説明（オンライン）

■ ポイント

　エビデンスがないにもかかわらず，作用機序の違いをもって他剤よりも優れていると説明するのは不適切である。

■ 内容

　院内での採用薬を決定する前に企業ヒアリングをオンラインで実施した。その際，企業担当者から，本剤の作用機序である＊＊＊阻害剤と他の作用機序である＊＊＊阻害剤とを比較するスライドが提示された。このスライドからは，同効薬は，その機能や遺伝的相違から4種類に分類されているという内容が読み取れた。企業担当者からは，このスライドをもとに，「本剤の作用機序は，＊＊部位に結合するため，他の＊＊＊阻害剤（3種類）より優れている」といった説明があった。

　この説明後，「本剤（＊＊＊阻害剤）の方が優れているような印象を受ける説明であったが，文献やデータはあるのか」と医療従事者が企業担当者に尋ねたところ，どちらが優れているかというデータや文献はないとのことだった。

⑤　エビデンスなく，剤形の違いにより自社製品の優越性を説明した事例 (2022年度)

■ 医薬品の種類

　先天性代謝異常症治療薬

■ 問題のあった情報提供活動・資材

　企業担当者による説明（オンライン）

■ポイント

　凍結乾燥製剤と液剤について安定性を比較したエビデンスがないにもかかわらず，自社の凍結乾燥製剤の優越性を説明するのは不適切である。

■内容

　企業担当者より本剤の電子添文改訂についてWebによる説明があった。投与時間を従来よりも短くすることが可能となり，特に外来患者への投与に際してはメリットになる旨の説明を受けた。その際，改訂内容と直接関連はないが，「本剤は凍結乾燥製剤であるので搬送時などで受ける衝撃等に対する安定性は注射液に比べて高い」といった説明があった。しかし，凍結乾燥製剤と液剤について安定性を比較したエビデンスはない。

- -

⑥　他社製品と直接比較したデータはないことに加え，他社製品よりも優れていることを示唆した事例（2022年度）

※カテゴリー1の「(4) 他社製品の誹謗に関する事例」の②と同じ事例

■医薬品の種類

　その他の腫瘍用薬

■問題のあった情報提供活動・資材

　企業担当者による説明（オンライン）

■ポイント

　他社製品と直接比較したデータがないにもかかわらず，自社製品の臨床試験の結果のみを示しながら「他社製品ではここまでのデータは出ていない」と自社製品の優越性を説明するのは不適切である。

■内容

　オンライン面談時に，企業担当者は2022年の学会で発表された内容の記録集を画面に表示し，自社製品のデータについて説明を行った。承認時は3年後までのデータであったが，その後5年後までのフォローアップが行われたため，その結果が示された。企業担当者は他社製品名を出したものの，他社製品のデータやグラフ等を提示することなく「＊＊＊（他社製品）の臨床試験結果ではここまで（自社製品の数値）のデータは出ていませんでしたが，この点について，先生，どのようにお考えでしょうか」と問いかけた。

　他社製品と直接比較したデータを示さずに，他社製品名を出して「ここまでのデータは出ていない」，「どう思うか」と医療従事者から他社製品の誹謗中傷意見を引き出そうと誘導するような説明であった。

- -

⑦　エビデンスなく，「効果の強さ」があるかのような説明を行った事例（2022年度）

■医薬品の種類

　抗てんかん剤

■問題のあった情報提供活動・資材

　企業担当者による説明（オンライン）

■ポイント

　エビデンスなく，「効果の強さ」があると印象づけるように説明した。

■内容

　本剤について製薬企業から薬剤部に対してWebによる説明会が行われた。抗てんかん薬の初回単剤療法に求められる指標として，「効果の強さ，安全性，薬物動態，薬物相互作用，…など」といったスライドが示された。「本剤は効果が強い」といった発言はなかったものの，「スライドに示した項目をカバーする薬剤である」といった説明があった。

　データなど根拠が示されなかったことから，企業担当者に効果の強さに関する根拠について確認したところ，データはなく「臨床で使っている先生からそのように聞いております」といった回答だった。科学的根拠がないにもかかわらず，「効果の強さ」とスライドに記載し，それがあるかのような説明を行った。

- -

⑧　Web講習会で聴講者に根拠がない上に他社製品を誹謗中傷する説明を行った事例（2022年度）

※カテゴリー1の「(4) 他社製品の誹謗に関する事例」の③と同じ事例

■医薬品の種類

　糖尿病治療薬

■問題のあった情報提供活動・資材

　企業のWeb製品説明会

■ポイント

　医療従事者からの質問に対する回答として治験の状況を説明するのは問題ないが，エビデンスがあること，他社製品を誹謗中傷しない形で説明するなど，留意する必要がある。

■内容

　糖尿病合併腎症に対する効果についてのWeb講演会後に，追加で本剤に関する簡単な製品紹介があった。

　その際，聴講者から，「他剤はCKD[*]の適応があるが，本剤はどうなのか」という質問があった。これに対し，企業担当者からは「いま開発治験を行っており，年内には結果が出てくる。他剤の治験では腎硬化症の症例が含まれていないが，本剤の治験では腎硬化症の症例が含まれており，よりCKDの実態に近い治験となっている」という回答があった。これに対し，別の聴講者より，「それではその開発治験では，全症例に対して腎生検を実施して確定診断を行っているのか」という質問があったが，「そこまでは知らない」という回答であった。根拠がない上に，他社製品を誹謗中傷する説明を行った。

- -

⑨　エビデンスなく，有意に安全であると説明した事例（2021年度）

■医薬品の種類

　血液凝固阻止薬

■問題のあった情報提供活動・資材

　オンライン面談時における企業担当者の説明

■ポイント

　直接的に比較したエビデンスがないにもかかわらず，同種同効の他剤よりも「有意に安全であ

---

* chronic kidney disease：慢性腎臓病

る」と説明を行った。

■内容

　企業担当者がオンラインで説明を行った際，各薬剤の直接比較を行ったものはないにもかかわらず，「本剤は他剤よりも出血リスクの面で有意に安全であると評価されている」と説明を行った。治療ガイドラインでは，出血頻度に対して各薬剤の直接比較ではなく，A剤を介しての比較であること，すべての比較試験において患者背景や研究デザインが異なること等を鑑みると，企業担当者の「有意に安全である」といった表現は誤解を招きやすく，適切ではない。

----

⑩　エビデンスなく，安易な表現が製品パンフレットに用いられていた事例（2021年度）

■医薬品の種類

　多発性硬化症治療薬

■問題のあった情報提供活動・資材

　製品パンフレット

■ポイント

　評価できる十分な試験データがなく，RMPの「重要な不足情報」にも挙げられているにもかかわらず，製品パンフレットに根拠が希薄なキャッチコピーを記すのは適切ではない。

■内容

　本剤について企業担当者にオンラインヒアリングを行った際，事前に製品パンフレットが配布された。ここには「長期予後を見据えて」，「10年後を見据えて」といった表現が用いられていたが，長期投与試験データはない。また，本剤は新規作用機序の薬剤であり，RMPの「重要な不足情報」にも「長期投与時の安全性」が挙げられている。エビデンスがないまま，安易な表現を用いている。

----

⑪　経口剤のデータを用いて外用剤の説明を行った事例（2021年度）

■医薬品の種類

　化膿性疾患用薬

■問題のあった情報提供活動・資材

　オンライン面談時における企業担当者の説明

■ポイント

　投与経路・製剤の剤形を考慮することなく，安易にエビデンスのない説明を行った。MRの知識不足が懸念される。

■内容

　本剤の説明の際に，「1日1回の塗布でよい」と企業担当者より説明があった。その理由を説明する際に，経口剤のグラフを用いた。説明終了後に外用剤についても有効性を示せるデータがあるか尋ねたところ，「ない」という回答であり，企業担当者はエビデンスのない説明を行った。この後，審査報告書には1日1回でも1日2回でも有効性に変化がないという記載があり，この用量でも問題がないことをモニター自身が確認した。

---

⑫　死亡リスク等についてエビデンスのない情報提供を行った事例 (2021年度)

■医薬品の種類

　その他の代謝性医薬品

■問題のあった情報提供活動・資材

　オンラインでの企業担当者の情報提供

■ポイント

　評価する情報がなく明確になっていないことが，あたかも「情報がない」＝「安全」と結びつける不適切な情報提供である。

■内容

　本剤の添付文書改訂に関する情報提供がWebを通じて行われた。企業担当者からの文書には「○○（本剤）において，MACE*や悪性腫瘍等で死亡リスクなどが増加することもありません」と記載されていた。本剤では死亡リスクなどがないと受け取れるため，この点をオンライン面談で，企業担当者に確認したところ，「現時点ではこれらのリスクが明確になっていないためこのような記載をした」ということであった。また，これらのリスクについて検証する試験を現在実施中であるということであった。

　「死亡リスクなどが増加することがない」というエビデンスはなく，誤解を与える表現であった。

---

⑬　エビデンスがないにもかかわらず，半錠を問題ないと情報提供した事例 (2021年度)

■医薬品の種類

　不眠症薬

■問題のあった情報提供活動・資材

　電話による企業担当者の説明

■ポイント

　企業担当者が，同社が提供している情報内容を十分に把握せず，都合が良いように情報を拡大解釈し情報提供を行ってきた。企業担当者の資質に懸念を感じる事例。

■内容

　本剤には2.5mg，5mg，10mgが販売されているが，同院では5mgを採用している。企業担当者が同院の医師から「半分の量で投与できたらもっと使いやすい」と言われた際に，医師に「同剤は半錠できる」と説明を行った。その後，その企業担当者は同院の薬剤部に「薬剤部の方たちは本剤が半錠にできることをご存じないようなので」と電話をしてきた。本剤に割線はないが，半錠可能というデータがあるのか質問したところ，「半錠よりも過酷な無包装状態での安定性，粉砕後の安定性，崩壊・懸濁に関する情報はある」との回答だった。薬剤部から，同社コールセンターに電話で確認したところ，「半錠に関するデータはない」との回答だった。同社のホームページには「半割投与はおすすめしておりません」と記載されている。また，企業の別の資料には「半割及び粉砕した際の有効性・安全性は検討していない」との記載もあった。

　企業担当者がこういった情報をきちんと確認しないまま安易に情報提供したと思われる内容であり，企業担当者の資質の問題と思われる。

---

* major adverse cardiovascular event：主要有害心血管事象

⑭　有効性を示すデータがないにもかかわらず、企業担当者が効果をアピールした事例（2021年度）

■医薬品の種類

抗ウイルス薬

■問題のあった情報提供活動・資材

電話による企業担当者の説明

■ポイント

企業担当者から一貫性に欠ける情報提供が行われた。企業担当者の資質に懸念を感じる事例である。

■内容

企業担当者より院内の医薬品情報室に電話があり、ヒアリング時に出た質問への回答送付の連絡があった。その際、「本剤は○○に効果が高いです」ということを話してきた。薬剤部でのヒアリング時にはそのような情報の説明はなかった。同社のホームページでは○○への抗ウイルス活性についての前臨床データとしてのプレスリリースがあった。この段階で臨床上の効果があるような言い方をしている点が誤解につながりかねないと思われた。また、こちらから特に確認した事項でないにもかかわらず、企業側から上記のような情報がデータ提示もなく、前臨床という説明もなく伝えられていることは適切ではない。

⑮　同じ作用機序の薬剤と比較して効果発現が早いかのような誤認を与える説明を行った事例（2021年度）

■医薬品の種類

腎性貧血治療薬

■問題のあった情報提供活動・資材

企業担当者による説明

■ポイント

比較対象を拡大解釈し、具体的に示すことなく「同効薬と比較して効果発現が早い」という曖昧な表現を用い誤認を与える説明を行った。企業担当者の資質に懸念を感じる事例。

■内容：

医師から薬剤部に提出された新薬採用申請書に「本剤は同効薬と比較して効果発現が早い」との記載があった。企業担当者に、その根拠となる資料提示を依頼したところ、提示されたのは、本剤とは作用機序が異なる腎性貧血治療薬との比較資料であり、薬理作用類似薬との比較ではなかった。また、同じ資料が医師への説明時に使用されたことを確認した。医師への情報伝達時に誤解を招いた可能性が考えられた。

医療従事者にとって「同効薬」といえば薬理作用類似薬として受け止めてしまうところで、しかも薬理作用類似薬も多くあるため、薬理作用類似薬と比較して「効果発現が早い」と誤解してしまう。適切な情報提供が望まれる。

⑯　エビデンスなく，安全性情報を提供した事例 (2021年度)

■医薬品の種類

　腎性貧血治療薬

■問題のあった情報提供活動・資材

　企業担当者による説明

■ポイント

　企業担当者が，エビデンスがないにもかかわらず，血栓塞栓症リスクが低いと安全性を軽視した情報提供を行った。企業担当者の資質に懸念を感じる事例。

■内容

　実際の臨床試験で血栓塞栓症が少ないという事実がないにもかかわらず，「緩徐なHb*値上昇が特徴であり血栓塞栓症リスクが低い」と発言し，競合他剤と比較しても血栓塞栓症リスクが低いと捉えられるような説明を行った。

---

⑰　整合性のないデータを用いて，安全性情報を提供した事例 (2021年度)

■医薬品の種類

　関節リウマチ治療薬

■問題のあった情報提供活動・資材

　企業担当者による説明・説明スライド

■ポイント

　企業担当者が，個別の情報を強引に結びつけた整合性に欠けるデータを強調して，安全性を軽視した情報提供を行った。

■内容

　薬剤部向けの製品説明時に，本剤が他の同効薬と比較して帯状疱疹の発生率が低いことを，データを用いて紹介した。しかし，このデータは異なる第Ⅲ相試験の結果を比較したものであり，直接比較したものではないため，そもそも提示するデータとしては不適切であった。企業担当者もその点を前置きしてはいるものの，他の同効薬と比較して，本剤の帯状疱疹の発生率が低いことを強調した説明を行った。本剤のRMPにも，帯状疱疹が重要な特定されたリスクとして挙げられており，安全性が軽視されたプロモーションであった。

---

⑱　エビデンスのない用法用量について製薬企業担当者が説明した事例 (2021年度)

■医薬品の種類

　麻酔薬

■問題のあった情報提供活動・資材

　企業担当者による説明

■ポイント

　企業担当者が，エビデンスがないにもかかわらず，添付文書には記載のない用法用量を説明した。

---

* ヘモグロビン

■内容

　当方から質問したわけではないにもかかわらず，企業担当者が麻酔薬である本剤について「実際使用されている医療機関においては，1mg/kg/時ではなく，それよりも少ない量で投与したほうがいいのではないかということで，0.6mg/kg/時や0.3mg/kg/時で投与されている」と添付文書にはない用法用量を勧める説明があった。企業担当者の説明内容を裏付ける論文等の提出を求めたが，発売後まもない新薬なので論文や学会発表などで公表されたものはなく，今後，論文化や学会発表されるだろうとの回答であった。この説明内容は，実際に本剤を使用中の医療機関の麻酔科医の判断で行っているものであり，エビデンスのない説明といえる。

⑲　エビデンスなく，他剤との同時投与により当該他剤の吸収阻害がされると説明した事例（2020年度）

■医薬品の種類

　パーキンソン病治療薬

■問題のあった情報提供活動・資材

　オンライン面談における企業担当者による説明

■ポイント

　エビデンスなく，他剤の吸収阻害について説明した。

■内容

　本剤と他剤を投与するタイミングについて質問したところ，特に質問していないにもかかわらず，同時投与により当該他剤の吸収阻害がされると説明を受けた。審査報告書等には，当該他剤の吸収阻害について記載は特になかった。

⑳　エビデンスなく，他剤よりも優れていると説明した事例（2020年度）

■医薬品の種類

　抗リウマチ薬

■問題のあった情報提供活動・資材

　オンラインのグループ面談における企業担当者による説明

■ポイント

　エビデンスなく，他剤よりも優れていると説明した。

■内容

　既存の同種同効薬との違いについて質問したところ，臨床上の効果を比較した臨床試験が行われていないにもかかわらず，「選択性が高く，既存の同効薬より優れている」という説明を行った。

㉑　RMPに重要な潜在的リスクとして挙げられているにもかかわらず，有害事象は認められず臨床的に問題ないと説明した事例（2020年度）

■医薬品の種類

　鉄欠乏性貧血治療剤

■問題のあった情報提供活動・資材

　メール・電話による企業担当者の説明

■ポイント

　RMPに重要な潜在的リスクとして挙げられているにもかかわらず，臨床的に問題ないと説明した。

■内容

　本剤に関する，ある疾患に関するリスクについて質問したところ，RMPの重要な潜在的リスクとして挙げられている疾患であったにもかかわらず，有害事象は認められないことから，臨床的に問題ないと説明を受けた。

- -

㉒　他剤は粘着力が強く剥がすときに痛いため，本剤の方が優れていると説明した事例 (2020年度)

■医薬品の種類

　がん疼痛治療薬

■問題のあった情報提供活動・資材

　企業担当者による口頭説明

■ポイント

　エビデンスなく，他剤に対し優位性があると説明した。

■内容

　他剤の方が粘着力が強く剥がすときに痛いため自社製品の方が優れている，とエビデンスなく説明した。

- -

㉓　引用元が示されていないデータをまとめた説明資材を用いた事例 (2020年度)

■医薬品の種類

　透析液

■問題のあった情報提供活動・資材

　オンライン面談にて，企業担当者によるデータ提供

■ポイント

　引用元が示されていないデータをまとめた説明資材を用いた。

■内容

　院内の製品説明会にて，インタビューフォームや審査報告書，製品概要等にも掲載がなく，引用元が示されていないデータを使いながら，有効性に関する説明(透析前後での電解質濃度が従来製剤と比較して変化した旨の説明)が行われたが，本剤承認のもととなった従来製品との有効性・安全性評価には触れられなかった。

- -

㉔　明確な根拠なく，他剤に対する優位性を説明した事例 (2019年度)

■医薬品の種類

　パーキンソン病治療薬

■問題のあった情報提供活動・資材

　企業担当者による口頭説明

■ポイント

明確な根拠なく，他剤に対する優位性を説明し，本剤を推奨した。

■内容

　製品説明会において，企業担当者（MR）が，実際には，他剤との比較試験等を行ったわけではないのに，「力価が高い本剤への変更例がある」と，ドパミン等価換算表のみを根拠に説明をした。

㉕　十分な検証が行われていないにもかかわらず，特定の症状に対しての安全性を説明した事例（2019年度）

■医薬品の種類

　抗リウマチ薬

■問題のあった情報提供活動・資材

　企業担当者による持ち帰り資料

■ポイント

　十分な検証が行われていないにもかかわらず，安全性を説明した。

■内容

　企業担当者による持ち帰り資料の中に，第Ⅲ相臨床試験では，腎障害のある患者が除外されており，かつ腎障害時の薬物動態も単回投与でしか検証されていないにもかかわらず，「腎障害時でも安全に使用できる薬剤である」との記載があった。

㉖　評価試験の結果ではなく参考試験の結果のみを用いて有効性及び安全性を説明した事例（2019年度）

■医薬品の種類

　COPD*治療薬

■問題のあった情報提供活動・資材

　企業担当者による口頭説明

■ポイント

　承認時の評価試験ではなく参考の評価試験の結果のみから有効性及び安全性についての情報提供を行った。不正確かつ不十分な情報提供となった。

■内容

　企業担当者（MR）が，本剤が承認された際の評価試験（IMPACT試験）ではなく参考資料である評価試験（FULFIL試験）の結果から本剤の有効性及び安全性に関する説明を行った。病院等に対してはIMPACT試験結果を，地域の臨床医等に対しては患者背景が実情に近いという理由でFULFIL試験結果を基にした情報提供を行っているとの説明を受けたものの，参考の評価試験のみを用いると不正確かつ不十分な情報提供となる。

㉗　アンケート結果のみで安全性にかかる他剤に対する優位性を説明した事例（2019年度）

■医薬品の種類

　鎮痛剤

■問題のあった情報提供活動・資材

　企業担当者による口頭説明

----

* chronic obstructive pulmonary disease：慢性閉塞性肺疾患

■ポイント

科学的根拠がなく，アンケート結果のみで安全性にかかる他剤に対する優位性を説明した。

■内容

以前MRより「他製品よりも副作用が少ない」と説明を受けたことがある医師が，院内の製品説明会において，「本剤は他製品よりも副作用が少ないのか，その根拠とは」と質問したところ，製薬企業の学術担当者より「他製品と直接比較したデータはない。医師に対するアンケート結果では副作用が少ない」と，論文化もされていないアンケート結果のみに基づいて，副作用が少ないと説明を行った。

㉘　RMP等で注意喚起されているにもかかわらず，明確な根拠なく，他剤に比べてリスクが改善できると説明した事例 (2019年度)

■医薬品の種類

腎性貧血治療薬

■問題のあった情報提供活動・資材

企業担当者による口頭説明

■ポイント

RMP等でリスクについて注意喚起が行われているにもかかわらず，明確な根拠なく，他剤に比べてリスクが改善できると説明した。

■内容

臨床試験では既存の薬剤の治療抵抗例に関する有用性についての十分な検証が行われておらず，また，本剤のRMPや適正使用ガイドでは血栓症のリスクについて注意喚起が行われているにもかかわらず，企業担当者 (MR) からは，「既存の薬剤と比較して治療抵抗例や血栓症のリスクについて本剤は改善できる可能性がある」と説明があった。

㉙　講習会で演者が「ある著名な先生が推奨した」という根拠のない情報提供を行った事例 (2019年度)

■医薬品の種類

入眠剤

■問題のあった情報提供活動・資材

Web講習会

■ポイント

演者の発言であってもスポンサー企業に責任があるが，演者が「ある著名な先生が推奨した」という根拠のない情報提供を行った。

■内容

Web講習会の演者の医師が，「ある著名な先生が＊＊系睡眠薬は非常に良い薬であると言っていた」と根拠のない推奨説明をした。

㉚　臨床試験において除外された疾患に対しても効果が期待できると説明した事例 (2019年度)

■医薬品の種類

腎性貧血治療薬

■問題のあった情報提供活動・資材
　企業担当者による口頭説明

■ポイント
　臨床試験において対象から除外された疾患に対しても効果が期待できると説明した。

■内容
　国内第Ⅲ相試験において関節リウマチ患者は対象から除外されていたにもかかわらず，企業担当者 (MR) が「従来の製剤で効果が薄かった炎症性疾患である関節リウマチ患者に対して効果が期待できる薬剤」との説明を口頭で行った。

㉛　エビデンスなく，作用機序が異なる他剤の代替可能性を説明した事例 (2019年度)

■医薬品の種類
　緑内障・高眼圧症治療薬

■問題のあった情報提供活動・資材
　企業担当者による口頭説明

■ポイント
　エビデンスなく，作用機序が異なる他剤の代替薬になるとの説明を行った。

■内容
　企業担当者 (MR) が，＊＊が供給停止となったタイミングで，比較試験の結果や診療ガイドライン等を提示せずに，本剤が「＊＊の代替薬となる」との説明を行った。本剤と＊＊とでは作用機序が異なり比較試験などもしていないにもかかわらず，本剤への代替可能性に言及した。

㉜　データ上大きな差がないにもかかわらず，副作用が少なく優れているとの情報提供や根拠のない説明を行った事例 (2019年度)

■医薬品の種類
　抗がん剤

■問題のあった情報提供活動・資材
　企業担当者による口頭説明

■ポイント
　データ上大きな差がなかったにもかかわらず，副作用が少なく優れているとの情報提供を行った。また，根拠のない説明を行った。

■内容
　本剤の全有害事象発生率は既存薬と同じであり，グレード3以上の副作用の発現率については，わずか数％の差しかなかったにもかかわらず，企業担当者 (MR) からは「既存薬と比べてグレード3以上の副作用が少ない傾向にあるため，本剤は優れている」と説明があった。
　また，相互作用についても，併用注意に該当するものがいくつかあるが，「今まで私自身が相談を受けた経験はないので，それほど注意しなくても良い」と根拠のない説明を行った。
　さらに，「類薬の中では血液毒性の発生が多いが，呼吸器科の医師は他の抗がん剤で血液毒性には慣れているのでたいしたことではない」と根拠のない説明を行った。

㉝ エビデンスなく，副作用が少なくなると情報提供を行った事例 (2019年度)

■医薬品の種類

　利尿剤

■問題のあった情報提供活動・資材

　企業担当者による口頭説明，提供資料

■ポイント

　エビデンスなく，副作用が少なくなると情報提供を行った。

■内容

　企業担当者(MR)が，提供資料における使用成績調査の結果を用いて，「入院時より退院後のほうが副作用が少なくなる」と言及した。ところが，資料には投与後の日数しか記載がなく入院中と退院後で比較した試験ではなく，かつ口喝の副作用については7日までに多く8日以降少ないもののその他の副作用については好発時期にばらつきがみられ副作用が少なくなるとはいえない結果であった。投与後7日までを入院とみなし，8日以降を退院後とみなすと担当者が定めるなど，担当者が自身の解釈によって試験結果を読み替えた情報提供であった。

㉞ 民間ニュースを情報源とする未確定情報を用いて有効性を訴求した事例 (2019年度)

■医薬品の種類

　夜尿症治療薬

■問題のあった情報提供活動・資材

　企業担当者による口頭説明（企業の製品説明会の場において）

■ポイント

　民間ニュースを情報源とする未確定の情報を用いて製品の有効性を訴求した。

■内容

　企業の製品説明会の場において，医療関係者の要望なく，民間ニュースのWebページの画面コピーを表示した上で，「現時点で国内のガイドラインには記載がないものの，次期改訂において，推奨グレードAになる見通しである」という未確定の情報を用いて製品の有効性を訴求した。

㉟ 十分な根拠に基づかない医師個人の意見を宣伝に用いた事例 (2018年度)

■医薬品の種類

　鎮痛薬

■問題のあった情報提供活動・資材

　医療関係者向け情報サイト上の製品紹介動画

■内容

　医療関係者向け情報サイト上の製品紹介動画で，高齢者の疼痛対策の「第1選択」であるとして，医師が本剤を推奨していた。しかし，他剤ではなく本剤を選択すべきエビデンスは示されず，また添付文書には，「高齢者には副作用が現れやすい」と記載されている。

■ポイント

　十分な根拠なく医師個人の意見を宣伝に用いた。

㊱　企業担当者個人の感想に基づき，根拠なく他剤に対する優位性を説明した事例 (2018年度)

■医薬品の種類

子宮内膜症治療薬

■問題のあった情報提供活動・資材

企業担当者による口頭説明

■内容

院内説明会の際に，「他社製品より味が良い」との発言があり，その根拠を確認したところ，企業担当者本人が服用してみての感想であり，エビデンスはなかった。

■ポイント

企業担当者個人の主観をもとに，他剤に対する優位性を説明した。

㊲　不正確な理解に基づき，他社製品に対する優位性を説明した事例 (2018年度)

■医薬品の種類

漢方薬

■問題のあった情報提供活動・資材

企業担当者による口頭説明

■内容

企業担当者が他社製品との比較資料を持参し，「他社製品よりも安価で，論文数が多く品質が優れている」との説明を行った。実際には，1日薬価は本剤の方が高く，また論文数のみをもって，内容も精査せずに品質が優れていることの根拠とするのは不適切である。

■ポイント

不正確な情報・理解に基づき，他社製品に対する優位性を説明した。

㊳　作用機序のみで，他社製品に対する安全性の優位性を説明した事例 (2018年度)

■医薬品の種類

鎮痛薬

■問題のあった情報提供活動・資材

企業担当者による口頭説明

■内容

本剤は，添付文書にも併用注意の薬剤が記載されているが，企業担当者は，CYP*に関連しないことやグルクロン酸抱合であること等，作用機序を根拠として，「相互作用が特になく他社製品より安全である」との説明を行った。作用機序の説明は妥当であっても，併用した場合の安全性を実証したエビデンスを示さずに，他剤に対する優位性を説明するのは不適切である。

■ポイント

実証したエビデンスを示さずに，作用機序のみで他剤に対する優位性を説明した。

---

* cytochrome P450：シトクロム P450

㊴　十分なエビデンスなく，有効性についての説明を行った事例（2018年度）

■ 医薬品の種類

　利尿薬

■ 問題のあった情報提供活動・資材

　プレゼンテーション用スライド

■ 内容

　薬剤部内勉強会において，「心不全患者に対する本剤の投与は，心不全による再入院を減少させる」との説明があったが，原著論文は心不全患者に対する本剤の投与と尿アクアポリン2の関係が主題であり，再入院の減少を研究目的とするものではなく，結果を見てもエビデンスとしては不十分であった。

　なお，「心不全診療ガイドライン」においても，「再入院を減少させることを示唆する報告も見受けられるが，長期予後改善効果は確立されていない」との表現に止まっている。

■ ポイント

　不十分なエビデンスしかないにもかかわらず，断定的な表現で有効性を説明した。

㊵　異なる規格の製剤の情報をもとに，エビデンスに基づかない説明を行った事例（2018年度）

■ 医薬品の種類

　酸分泌抑制薬

■ 問題のあった情報提供活動・資材

　企業担当者による口頭説明

■ 内容

　企業担当者から医師が，逆流性食道炎の維持療法への本剤5mg製剤（10mg製剤と20mg製剤は後発医薬品が販売されているが，5mg製剤は販売されていない）の使用を勧奨された。逆流性食道炎の維持療法については，10mg製剤または20mg製剤の使用が想定されており，審査報告書にも10mg製剤の1日2回から1日1回への減量についてしか記載されていないにもかかわらず，医師の判断で減量が可能であることを根拠に，「5mg製剤も使用可能である」との説明を受けたとのことであった。

　また，インタビューフォームに「20mg製剤1日1回より10mg製剤1日2回の方が効果が高い」と記載されていることを根拠に，「10mg製剤1日1回より5mg製剤1日2回の方が効果が高い」との説明も行ったとのことであったが，この裏付けとなる研究はなかった。

■ ポイント

　異なる規格の製剤の情報を援用し，エビデンスに基づかない説明を行った。

㊶　査読のない学会のポスター発表の写真を情報提供に用いた事例（2018年度）

■ 医薬品の種類

　抗がん剤

■ 問題のあった情報提供活動・資材

　企業担当者による提供資料

■内容

　企業担当者が包装変更等の情報提供を行った際に，「このような情報もあるので活用してほしい」と述べ，本剤を扱った学会のポスター発表（本剤の投与方法と血管痛の関係についての報告）を撮影した写真を資料として提供した。なお，このポスター発表は結果の解釈に誤りが見られ，正確性に欠けると思われた。

■ポイント

　査読のないポスター発表の写真を情報提供に用いた。

㊷　10例未満のデータをもとに有効性を主張した事例（2018年度）

■医薬品の種類

　漢方薬

■問題のあった情報提供活動・資材

　プレゼンテーション用スライド，製品紹介パンフレット

■内容

　医局での製品説明会において，慢性扁桃炎患者に対する投与症例文献を示し「全例で有効であった」と説明を行ったが，本剤を投与した10例のうち3例は「来院しなかったため評価できなかった」とのことであった。つまり，実際には7例についての評価であり，信頼性に欠ける情報提供である。なお，当該データはプレゼンテーション用スライド以外に，製品紹介パンフレットにも掲載されている。

■ポイント

　10例未満のデータをもとに有効性を主張した。

㊸　信頼性に欠けるデータや説明が不十分なデータを用いて，有効性等を説明した事例（2018年度）

■医薬品の種類

　保湿薬

■問題のあった情報提供活動・資材

　製品紹介パンフレット

■内容

　ヒアリング時に提供された複数の製品紹介パンフレットにおいて，信頼性に欠けるデータを用いた記載や，データの説明が不十分な点が多数見られた。

• 企業担当者より「薬剤切り替え後の有効性及び安全性を確認した」との説明があったが，根拠として示されたデータは，クロスオーバーもされていないシングルアームの切り替え試験であった。

• 臨床試験の概要に，患者プロファイルの記載がなかった。また，主要評価項目が「薬剤切り替え後の治療効果」としか記載されておらず，詳細が示されていなかった。

• 参考情報として紹介されている患者アンケートは，設問内容等の記載が不十分であった。

• 薬物動態や薬効薬理の説明箇所では，コントロール群が，同じパンフレットで紹介された臨床試験結果や患者アンケートとは異なる剤形であり，資料を通してデータの整合性がとれていなかった。

- 「短い時間で塗ることができる」という訴求の根拠が，患者アンケートの結果と推察された。また，薬剤の準備にかかる時間・手間を考えると誇張と思われた。

■ポイント

信頼性に欠けるデータや詳細の説明が不十分なデータを用いてプロモーションを行った。

㊹　非劣性試験の結果を用いて，優位性を主張した事例① (2018年度)

■医薬品の種類

抗菌薬

■問題のあった情報提供活動・資材

企業担当者による口頭説明

■内容

医局での製品説明会で本剤の有効性について説明をする際に，除菌率についての非劣性試験の結果を用いて，本剤の優位性を強調するかのような説明を行った。

■ポイント

非劣性試験の結果を用いて優位性を主張した。

㊺　非劣性試験の結果を用いて，優位性を主張した事例② (2018年度)

■医薬品の種類

子宮筋腫治療薬

■問題のあった情報提供活動・資材

企業担当者による口頭説明

■内容

企業担当者が，非劣性試験での投与後開始初期の時点において本剤が既存薬と比較して効果が速やかに認められた結果を流用し，「既存薬と比較して効果が速やかに認められる」と口頭説明を行った。

■ポイント

非劣性試験の結果を用いて優位性を主張した。

㊻　宣伝には不適切な資料をもとにしたプロモーションや根拠のない説明を行った事例 (2018年度)

■医薬品の種類

抗アレルギー薬

■問題のあった情報提供活動・資材

企業担当者による口頭説明

■内容

薬剤部向け製品説明会において，企業担当者が「国土交通省の『航空機乗組員の使用する医薬品の取扱いに関する指針』ではパイロットに対して本剤の投薬が制限されておらず，眠くならないので安全である」という趣旨の説明を行った。当該指針がどのように作成されているのか尋ねたが，担当者は把握していなかった。

また，同じ企業担当者が「本剤を粉砕した際に，不快な味やにおいはない」と発言したため，

その根拠を確認したところ，回答がなかった。
■ ポイント
　プロモーションに不適切な資料を根拠とした説明や，根拠のない主観的な説明を行った。

㊼　直接的なデータを示すことなく，他剤に対する優位性を説明した事例 (2018年度)
■ 医薬品の種類
　抗ウイルス薬
■ 問題のあった情報提供活動・資材
　企業担当者の口頭説明
■ 内容
　企業担当者に対して本剤の優位性を尋ねたところ，「既存薬と比較してウイルス力価の減少が速く，ウイルス排出停止までの時間が短縮することから，他者へうつすリスクを減少させる可能性がある」との説明を受けた。
　理論的には妥当とも考えられるが，「ウイルス力価の変化量」と「ウイルス排出停止までの時間」は副次評価項目であり，感染リスクを下げる直接的なデータもないため，優位性を誇張しているように受け止められた。
■ ポイント
　直接的なデータを示すことなく，他剤に対する優位性を説明した。

㊽　十分なエビデンスなく，製剤的特徴をメリットとして紹介した事例 (2018年度)
■ 医薬品の種類
　高リン血症治療薬
■ 問題のあった情報提供活動・資材
　製品紹介パンフレット
■ 内容
　企業担当者から提供された製品紹介パンフレットにおいて，本剤のメリットとして「義歯にはさまりにくい」等の記載があるものの，その根拠や比較対象が明示されていなかった。
■ ポイント
　十分なエビデンスを示すことなく，製剤的特徴をメリットとして説明した。

㊾　エビデンスを示すことなく半量投与の効能効果を保証した事例 (2017年度)
■ 医薬品の種類
　消化薬
■ 問題のあった情報提供活動・資材
　MRによる口頭説明
■ 内容
　A社から，原料の供給が需要に追い付かないため，患者の状態に応じた半量投与など，投与量の適宜増減を依頼する紙面案内があった。また，本件について，A社の担当MRは，モニター医療機関のDI担当者に対して，根拠となるデータを示すことなく「半量投与でも効果は全く変わらない」と口頭で説明した。

インタビューフォームと審査報告書を確認したところ，1日当たりの臨床推奨用量の全量群，半量群，プラセボ群の3群比較試験では，臨床推奨用量の全量群と半量群のいずれもプラセボ群と比較して，＊＊の吸収率を有意に上げていた。しかし，用量依存的に吸収率を上げることも示唆されており，臨床推奨用量の全量群と半量群で同等の効果が得られる根拠とはなりがたいと考えられた。MRの発言はデータに基づかない不誠実な情報提供である可能性が疑われた。

■ポイント

効能効果について根拠のない情報提供を行っている。

---

⑤ 根拠なく優位性を主張したり，論文に未掲載のデータをもとにPRした事例（2017年度）

■医薬品の種類

局所麻酔薬

■問題のあった情報提供活動・資材

MRによる口頭説明・パンフレット・商業誌の掲載記事

■内容

A社の局所麻酔薬の製品パンフレットで，「A社の局所麻酔薬（クリーム）」と「有効成分＊＊の局所麻酔薬（クリーム）」について，皮膚における吸収過程を比較した模式図があった。MRはこの図をもとに「自社製品は『有効成分＊＊の局所麻酔薬（テープ）』と同程度の効果を持つ」と説明した。

剤形が異なる他社製品と効果が同等と主張する根拠を質問したところ，「製造販売元から伝えられたことを伝えた。根拠となる資料はすぐにはわからないため探して連絡する」と返答があった。後日，MRからは「同等という根拠はなく，MR同士の立ち話で小耳にはさんだものを勘違いして伝えてしまった」と回答された。

また，MRから「他社製剤から当社製剤へ切り替えた結果，穿刺痛が緩和した文献がでた」と論文と商業誌に掲載された企業共催セミナーの記事（記事体広告）を提供された。商業誌の掲載記事では，論文に未掲載のグラフをもとに効能効果が主張されていた。

■ポイント

他剤との比較について根拠のない情報提供を行っている。また，論文に掲載のないデータを用いて効能効果を主張している。

---

⑤ 根拠なく「関連論文ではほぼ自社製品が使われている」と発言した事例（2017年度）

■医薬品の種類

保湿剤

■問題のあった情報提供活動・資材

MRによる口頭説明

■内容

手足症候群に関する＊＊＊製剤の文献提供を依頼したところ，A社MRから「手足症候群に関する＊＊＊製剤の論文は，ほぼ当社の製品が使われていると考えて差し支えない」との発言のみがあった。

■ポイント

根拠のない情報提供を行っている。

㊒　根拠なく「日本人向けの製品」とPRした事例（2017年度）

■医薬品の種類

　鎮痛剤

■問題のあった情報提供活動・資材

　MRによる口頭説明

■内容

　A社の鎮痛剤は，海外で一般的に使用されている医療用麻薬の徐放製剤であり，医療上必要性の高い未承認薬として開発・発売されている。そのような背景からか，担当MRは製品説明の際に「日本人向けの製品」，「日本人向けに開発した」と繰り返し発言した。

　根拠の提示を求めたものの特にデータはなく，添付文書，インタビューフォーム，審査報告書を確認しても何の記載も見当たらなかった。

■ポイント

　根拠のない情報提供を行っている。

㊓　溶出性の差を理由に，AGが他の後発医薬品より優位であるかのように説明した事例（2017年度）

■医薬品の種類

　胃炎・胃潰瘍治療剤

■問題のあった情報提供活動・資材

　MRによる口頭説明

■内容

　オーソライズド・ジェネリック（AG）の販売を開始したA社のMRは，自社のAGと他社の後発医薬品との差異について，「胃炎・胃潰瘍治療剤は胃に直接作用するため，薬剤の溶出性等の動態が重要となる。効果を最大限に得るためには先発医薬品と製剤方法や添加物が全て同等であるAGが最適である」と説明した。この説明を受けた医療関係者は，後発医薬品の溶出性は承認段階では同等と認められていると認識していたため，「わずかな製剤上の差異が効果に影響するのか」と尋ねたところ，提示できるデータはないと回答された。

　AGでない後発医薬品よりもAGの方が効能効果が優れているようなプロモーションであり，企業全体でこのような販促方法が取り入れられていることが危惧された。

■ポイント

　根拠のない情報提供を行い，他社製品の誹謗と思われる発言を行っている。

㊔　明確なデータを示すことなく伝聞調で他社製品を誹謗し，優位性を主張した事例（2017年度）

■医薬品の種類

　局所麻酔薬

■問題のあった情報提供活動・資材

　MRによる口頭説明

■内容

　A社のMRが自社の局所麻酔薬の特性について，「データとして明確に提示できるものはない

が」と前置きした後，「当該製品は製剤特性として薬剤をなるべく均一に練りこんであり，薬剤が均一に放出されることから，他剤と比べて痛みが少ないと評判である。先発医薬品は薬剤の粒が大きいため，貼っても薬剤が到達しない部分が存在しており，そこに穿刺すると痛みが出てくることがあると聞いている」，「肌に優しい製剤になっており，肌のかぶれも他の製剤よりも少ないと言われている」という説明を行った。

　当該薬剤は後発医薬品のため審査報告書は確認できなかったが，インタビューフォームで確認したところ，薬品密度の均一性やかぶれ対策等に関する製剤的工夫の記載はなく，A社のホームページでも根拠となるような資料は確認できなかった。また，先発医薬品についても，貼付剤として薬剤の放出等に関する記載も見つからなかった。

　このような情報提供はMRの様子から日常的に行われているようであった。

■ ポイント

　根拠のない情報提供を行い，他社製品の誹謗と思われる発言を行っている。

㊺　1施設における他社製品との比較データをもとに安全性をPRし，他社製品を誹謗した事例（2017年度）

■ 医薬品の種類

　造影剤

■ 問題のあった情報提供活動・資材

　MRによるプレゼンテーション（スライド・口頭説明）

■ 内容

　医局向けの製品説明会で，A社MRは，国内1施設における造影剤6剤の副作用発現率をスライドに示した。このスライドには製品名と発現率しか記載がなく，n数も検定結果も一切示されていなかったが，他社製品の副作用発現率が2.0％～3.7％程度なのに対しA社の製品は1.8％と最も低いため，安全性が一番高いと説明した。

　さらに，MRは，最も発現率が高かった他社の造影剤は副作用発現率が2倍近いことを強調し，「この製品はもともと副作用が多いと言われているので当然の結果」と他剤を誹謗するような発言を行った。

■ ポイント

　1施設の他社製品との比較データをもとに安全性を主張したり，他社製品の誹謗と思われる発言を行っている。

㊻　添付文書の副作用発現率を比較することで，安全性をPRした事例（2017年度）

■ 医薬品の種類

　抗リウマチ薬

■ 問題のあった情報提供活動・資材

　MRによる申請資料

■ 内容

　A社MRがプロモーション許可申請のために提出した資料の中で，「類薬の特徴的な副作用である脂質異常の発現が少なく，脂質異常を合併する患者が治療対象となり得る」と記載があった。事前に情報収集していた限りでは，安全性について他剤よりも優越性を示す試験結果はなかった

のでMRにその根拠を尋ねたところ，「提示できる参考資料等はなく，単純にそれぞれの医薬品の添付文書に記載されている副作用発現頻度を比較した」と回答があった。明らかに不適切な比較方法であった。

■ポイント

不適切なデータの比較によって，安全性を誇大に見せている。

㊼　症例数の少ないデータを用いて効果を主張した事例 (2016年度)

■医薬品の種類

糖尿病治療薬

■問題のあった情報提供活動・資材

パンフレット (2016年12月作成)

■内容

地域の医療関係者を対象とした勉強会で，A社が当該医薬品の「1日の血糖変動を平坦化する」効果を主張するパンフレットを配布していた。パンフレットには，当該医薬品と他の医薬品について，血糖日内変動の推移と投与前後における血糖日内変動指標の変化を比較するグラフが掲載されていたが，症例数はわずか9例 (当該医薬品4例，他の医薬品5例) であり統計解析も行われていなかった。

■ポイント

症例数が少ないデータをもとにプロモーションを行っている。

(3) 誇大な表現に関する事例

----

①　患者向け資材で，誇大な表現を用いて効果を示した事例 (2022年度)

■医薬品の種類

解熱鎮痛消炎剤

■問題のあった情報提供活動・資材

患者向け資材

■ポイント

患者向け資材に，経口薬や局所作用型貼付剤と比較して，全身作用型貼付剤である本剤が，効果が強く広範囲に及ぶかのような印象を与える図を掲載した。

■内容

患者向け資材に，経口薬や局所作用型貼付剤と比較して，全身作用型貼付剤である本剤は，効果が強く広範囲に及ぶかのような印象を与える図が掲載されていた。具体的には，本剤では他剤と比較して濃い色を用いて効果を図示したこと，効果の及ぶ範囲として本剤は全身末端まで濃い色を用いた一方で，経口薬は「全身に働く」としながら色は薄く範囲も狭い図となっていること，本剤では「全身」の文字が他の文字よりも大きく強調されているが経口薬では「全身」の文字は強調されていないこと，などが見受けられた。

84

② 有意差が認められていないにもかかわらず，誇大な表現を用いて説明を行った事例（2021年度）

■医薬品の種類

糖尿病薬

■問題のあった情報提供活動・資材

企業担当者による説明・説明スライド

■ポイント

事実と異なる説明がなされた。それを指摘すると，患者データに基づかない専門家個人の意見をもって妥当性を説明する，EBM*に基づかない販売情報提供活動が行われた。

■内容

企業担当者から本剤について説明を受けた後，日本人あるいはアジア人のデータがないか質問したところ，日本人集団のサブグループ解析結果のスライドが示された。しかし，ここでは有意差がなかったにもかかわらず「日本人でもしっかりと差が出ている」と説明があった。有意差がないことを指摘すると，「○○教授も十分な効果が期待できると言っているので問題がない」と専門家の言葉を借りて有効性を説明した。

また，その時の配布資料や別の資料にも同じ図が用いられており会社として使用している資料と思われるが，「○○錠＊＊mg」と正確な記載となっていない点があり，この点も改善が必要と思われる。

③ 2剤の有効性を比較することが不適切な試験の結果を用いて，類薬と同等の有効性があると説明した事例（2020年度）

■医薬品の種類

抗精神病薬

■問題のあった情報提供活動・資材

オンライン面談にて企業担当者による説明

■ポイント

有効性を比較するために行ったものではない試験の結果をもとに，類薬と同等の有効性があると説明した。

■内容

本剤と類薬との有効性の違いに関して質問したところ，説明資料の下部には「本剤投与群と類薬投与群との比較を示したものではない」旨の注意書きが記載されているにもかかわらず，本剤投与群と類薬投与群の各群とプラセボ群に対する，優越性について検証した試験の結果をもとに，本剤と類薬の有効性が同等であるという説明を行った。

* evidence-based medicine：根拠に基づいた医療

④　有効性に関する主要評価項目は中央判定を優先する試験計画にもかかわらず，中央判定と異なる担当医師の評価も併せてMRが説明した事例（2020年度）

■医薬品の種類

抗がん剤

■問題のあった情報提供活動・資材

対面の面談にて，企業担当者による口頭説明

■ポイント

試験計画とは異なる評価について説明することにより，有効性を説明した。

■内容

有効性に関する主要評価項目について，中央判定と担当医師の評価が分かれた場合には，中央判定を優先するという試験計画であったにもかかわらず，製品説明会において，「中央判定では有意差がみられなかったものの，担当医師による判定では有意差が認められた」と担当医師の評価も併せて説明した。

⑤　作用機序上の理由のみで他剤よりも副作用が少ないと断定して説明した事例（2019年度）

■医薬品の種類

鎮痛剤

■問題のあった情報提供活動・資材

製品紹介パンフレット，企業担当者による口頭説明

■ポイント

作用機序上の理由のみで，他剤よりも副作用が少ないと断定した説明を行った。

■内容

企業担当者（MR）より，本剤と他剤の副作用について「直接比較した試験はない」と断りつつ，2つのサブユニットからの解離半減期の差異を比較することで，本剤の方が副作用は少ないと断定した説明があった。なお，審査報告書には申請者（製薬企業）からの報告内容として「安全性について，主に認められた有害事象は，本剤及び＊＊のいずれも浮動性めまい，傾眠，体重増加，末梢性浮腫であり，発現割合は本剤と＊＊で同程度であった」と記載されている。

⑥　試験データのない投与方法を積極的に提示して説明を行った事例（2019年度）

■医薬品の種類

経腸栄養剤

■問題のあった情報提供活動・資材

プレゼンテーション用スライド，企業担当者による口頭説明

■ポイント

試験データのない投与方法を積極的に提示して説明を行った。

■内容

院内での説明会において，本剤の特徴を示すスライド1枚目として，「経口患者に適した製剤である」との説明が映写された。本剤の臨床試験は経管投与患者でのみ実施されており，審査報告書にて「経口投与時に経腸投与時とは異なる問題があることは示唆されないことから，長期使

用や経口投与も既承認の経腸栄養剤と同様に施行可能であると判断する」と，経口投与も承認適応内となっているものの，客観的なデータがないにもかかわらず，製品特徴の1つ目として積極的に提示して説明を行った。

---

⑦　他剤の方が抗菌活性が高い細菌があるにもかかわらず「いずれの細菌に対しても他剤と比較して高い抗菌活性を有していた」と誇大な表現を用いて説明を行った事例 (2019年度)

■医薬品の種類

　抗菌薬

■問題のあった情報提供活動・資材

　企業担当者による口頭説明

■ポイント

　他剤の方が抗菌活性が高い細菌があるにもかかわらず，「いずれの細菌に対しても他剤と比較して高い抗菌活性を有していた」という誇大な表現を用いた。

■内容

　企業担当者(MR)が，複数の細菌に対する本剤と他剤の抗菌活性を比較するグラフを示しつつ，口頭で，「いずれの細菌に対しても他剤と比較して高い抗菌活性を有していた」と説明したが，グラフの中には，明らかに本剤より他剤の方が高い抗菌活性がある細菌が存在した。

---

⑧　「究極の」という誇大な表現を用いて説明した事例 (2019年度)

■医薬品の種類

　抗菌薬

■問題のあった情報提供活動・資材

　ヒアリング用資料

■ポイント

　製薬企業の学術担当者が「究極の」という誇大な表現を用いて説明した。

■内容

　医薬品採用の可否の判断材料とするための薬剤部ヒアリングで製薬企業の学術担当者 (県内担当) が，これまでの製剤とは作用機序が異なる点や優れた成績を残している点から，本剤を「究極の○○剤」と表現し，「究極の」という表現を用いて情報提供を行った。

---

⑨　原著論文の翻訳表現が不正確であった事例 (2018年度)

■医薬品の種類

　抗がん剤

■問題のあった情報提供活動・資材

　製品紹介パンフレット

■内容

　本剤の製品紹介パンフレットにおいて，他剤とのVEGFR*阻害作用を比較するグラフが示されていたが，原著論文では「Less potent」，「More potent」と記載されている縦軸が，それぞれ

---

* vascular endothelial growth factor receptor：血管内皮細胞増殖因子受容体

「軽微な阻害作用」，「著明な阻害作用」と翻訳されており，他剤と比較して本剤のみが「著明な阻害作用」を有するという印象を与える構図になっていた。

■ポイント

原著論文からの翻訳表現が不正確である。

---

⑩　雑誌掲載広告において，根拠の不明瞭なキャッチフレーズを用いた事例 (2018年度)

■医薬品の種類

抗アレルギー薬

■問題のあった情報提供活動・資材

雑誌掲載広告

■内容

本剤の雑誌掲載広告において，「STRONG」という用語がキャッチフレーズとして用いられていた。本剤の適応症の治験はシングルアームもしくはプラセボ対照のみであり，他剤よりも有効性が高いとするエビデンスはないが，「STRONG」という用語を使用することで，他剤と比較して有効性が高いと誤認する可能性があった。

■ポイント

他剤よりも有効性が高いというエビデンスなしに，「STRONG」という表現を用いた。

---

⑪　製品名の由来をプロモーションに用いた事例 (2018年度)

■医薬品の種類

抗菌薬

■問題のあった情報提供活動・資材

企業担当者による口頭説明，ヒアリング用資料

■内容

薬剤部ヒアリングで企業担当者が，製品名の由来（「卓越した」という意味を持つ単語が含まれる）を示し「卓越した効果をもつ薬剤」と強調して説明した。臨床試験では，対照薬に対する非劣性が検証されたに過ぎず，製品名を利用して「卓越した」と強調してプロモーションを行うことは誇張と思われる。

■ポイント

根拠が十分でない製品名の由来をプロモーションに用いた。

---

⑫　飛躍した論理展開をもとにデータを紹介し，安全性を誇張した事例 (2018年度)

■医薬品の種類

鎮痛薬

■問題のあった情報提供活動・資材

製品紹介パンフレット

■内容

「腎機能への影響」にフォーカスした製品紹介パンフレットにおいて，NSAIDs*の使用と血圧

---

* non-steroidal anti-inflammatory drugs：非ステロイド性抗炎症薬

上昇の関係を示唆するデータ，及び本剤使用患者では血圧に変化がなかったとのデータを示した後，高血圧は慢性腎臓病のリスク因子となるという一般論を紹介していた。

　一連の説明により，本剤は腎機能への悪影響が少ないという印象を受けるが，NSAIDsによる腎障害は主に糸球体濾過量の低下による虚血性の急性腎障害であり，血圧への影響のみから腎障害リスク軽減を訴えるには，論理が飛躍している。本剤は重篤な腎障害のある患者を禁忌としており，安全性を誇大に表現していると考えられた。

■ ポイント

飛躍した論理展開をもとに安全性を誇張した。

---

⑬　1施設の診療方針をガイドラインであるかのように誇張して見せた事例 (2018年度)

■ 医薬品の種類

抗血栓薬

■ 問題のあった情報提供活動・資材

製品紹介パンフレット

■ 内容

　製品紹介パンフレットにおいて，本剤と類薬を併記する形で「DIC*診療のアルゴリズム」が示されていたが，原著論文では類薬について記載されているのみで，本剤については触れられていなかった。また，原著論文は1施設における診療方針を示したものであり，類薬に関する1施設の診療アルゴリズムを，本剤の診療ガイドラインのように見せることは不適切である。これらの記載の出所は，原著論文の一部改編となっており，出所の示し方も正確性に欠けるように思われた。

■ ポイント

1施設の診療方針をガイドラインであるかのように誇張して見せた。

---

⑭　「優れた」という表現を根拠なく用いて効果を誇張した事例 (2018年度)

■ 医薬品の種類

緑内障・高眼圧症治療薬

■ 問題のあった情報提供活動・資材

宣伝用チラシ

■ 内容

　本剤の宣伝用チラシにおいて，「優れた眼圧下降効果」というキャッチフレーズが用いられていたが，本剤は後発医薬品であり，有効性を誇張した表現と思われた。なお，チラシには，「優れた」という表現の根拠となるエビデンスの記載はなかった。

■ ポイント

根拠なく「優れた」という表現を用いて効果を誇張した。

---

⑮　医師個人の見解をもとに，シングルアーム試験の結果を「良好」と紹介した事例 (2018年度)

■ 医薬品の種類

血友病治療薬

---

* disseminated intravascular coagulation：播種性血管内凝固症候群

■問題のあった情報提供活動・資材
　　プレゼンテーション用スライド
■内容
　製品紹介のプレゼンテーションにおいて，本剤の臨床試験の結果が「良好だった」との見出しで紹介を受けた。対照群の設定されていないシングルアーム試験であったため，「良好」という判断の基準を尋ねたところ，明確な基準はなく，「専門医の見解による」との返答を受けた。なお，プレゼンテーション用スライドは配布されなかった。
■ポイント
　医師個人の見解をもとに，「良好」という表現でシングルアーム試験の結果を紹介した。

- -

⑯　有意差が見られないデータについて，タイトルで効能効果をPRした事例（2017年度）
■医薬品の種類
　　抗がん剤
■問題のあった情報提供活動・資材
　　MRによるプレゼンテーション（スライド・パンフレット）
■内容
　抗がん剤の製品説明において，A社のMRは，パンフレット及びプレゼンテーション用のスライドを用いてサブグループ解析の結果を紹介した。前治療の有無別に全生存期間および無増悪生存期間を示したグラフに「前治療の有無にかかわらず，全生存期間および無増悪生存期間を延長する傾向が示された」とタイトルが書かれていたが，複数の医師・薬剤師が見ても，タイトルの内容を示唆するには厳しいと思われるデータであった。製薬企業側もそのことを理解したうえで，あえて"傾向"という言葉を用いていると考えられた。また，グラフには観察期間もp値も示されておらず信頼性に欠けていた。
　グラフの詳細を確認せず，タイトルだけを見ると効能効果について誤認しかねない情報提供であった。
■ポイント
　データの示す効能効果をタイトルによって誇大に見せている。

- -

⑰　有害事象について，過小評価しかねない見出しを用いた事例（2017年度）
■医薬品の種類
　　利尿薬
■問題のあった情報提供活動・資材
　　製品情報概要
■内容
　A社利尿薬の製品情報概要で，使用成績調査の有害事象が「80歳未満と80歳以上で全有害事象および重篤な有害事象は変わらなかった」という見出しとともに紹介されていた。この見出しの下の方には，年齢と用量別の高ナトリウム血症発生率を比較する表が掲載されており，開始用量が高用量の群では，発生率が80歳未満と80歳以上で約5％の差があるため「高齢者では高ナトリウム血症の発現リスクを考慮して，＊＊mgから開始することをご考慮ください」と注意書きがなされていた。

引用文献においても，初期用量が＊＊mgを超える場合，80歳以上の高齢者群では有意に高ナトリウム血症の発現率が高かったという記載が見られ，高齢者の高用量処方については注意が必要であることがわかった。

同じページ内で注意喚起しているものの，見出しだけを読んだ場合は，安全性について誤認する恐れがあった。

■ポイント

副作用の発症率について過小評価しかねない内容をタイトルにしている。

----

⑱　製品説明会の対象でない薬剤について，安全性を誇張して推奨した事例 (2017年度)

■医薬品の種類

抗てんかん薬，直接経口抗凝固薬

■問題のあった情報提供活動・資材

MRによるプレゼンテーション（口頭説明・スライド）

■内容

製造販売元A社，販売元B社の抗てんかん薬について，両社のMRが説明会を開催した。A社MRは，抗てんかん薬と直接経口抗凝固薬（DOAC*）の相互作用の比較表を見せながら，「DOACの中ではB社製品が全般的に相互作用が少なく安全」という説明を行った。

そもそも，今回説明を受けた抗てんかん薬は全てのDOACと相互作用が認められておらず，相互作用がないのはB社製品に限ったことではない。また，B社のDOACは抗てんかん薬以外には相互作用を生じる薬剤もあるため全般的に安全とは言いきれない。抗てんかん薬の説明会において，十分な情報提供を行わずに，特定のDOACの優位性を誇張して推奨することは事実誤認を招く恐れがあると考えられた。

その他のモニター医療機関からも同様の説明を受けたとの報告があり，広範囲での活動が疑われた。

（スライドのイメージ）

	A社の抗てんかん薬	他社の抗てんかん薬	他社の抗てんかん薬	他社の抗てんかん薬
DOACとの相互作用	なし	なし	○剤，△剤	○剤，△剤，□剤

B社のDOACは，相互作用が少なく安全に使用できる

■ポイント

安全性について誇張した表現を用いて，プロモーションを行っている。

----

⑲　算出方法を明記せずに処方実績を誇大にPRした事例 (2017年度)

■医薬品の種類

糖尿病治療薬

---

* direct oral anticoagulant

■ 問題のあった情報提供活動・資材
　パンフレット（2017年9月作成）
■ 内容
　A社パンフレットで，自社の糖尿病薬の実績として「これまで全世界で延べ1億人以上の処方実績がある薬剤」と記載されていたが，処方回数や処方錠数といった具体的な算出に関する記載がなく，世界の糖尿病人口が4億人と言われている中で，処方実績を過度に強調している印象を受けた。
　なお，このデータには日本では上市されていない配合剤のデータも含まれていた。
■ ポイント
　データの算出根拠を示さないことで，使用状況を誇大に見せている。

(4) 他社製品の誹謗に関する事例

----

① 他社製品の名前を挙げて，自社製品の優越性を説明した事例（2022年度）
※カテゴリー1の「(2) エビデンス不足や信頼性に欠ける説明に関する事例」の②と同じ事例
■ 医薬品の種類
　その他の呼吸器官用薬
■ 問題のあった情報提供活動・資材
　企業担当者による説明（オンライン）
■ ポイント
　他社製品の名前を挙げて自社製品の優越性を説明するのは不適切である。
■ 内容
　企業担当者が，「他社製品は1日1回の設計で血中濃度を高く保つため＊＊が多く，その結果，副作用が多いが，本剤は薬剤伝達技術により少量かつ回数が多いため，血中濃度の山が小さく副作用が出にくいと，ある大学病院の医師がおっしゃっていた」と，質問されていないにもかかわらず本剤の優越性を説明した。「データはないので参考として」と断ってはいるものの，エビデンスなく，他社製品の名前を出したうえで自社製品は副作用が少ないと自社製品の優越性を説明した。

----

② 他社製品と直接比較したデータがない中，他社製品よりも優れていることを示唆した事例（2022年度）
※カテゴリー1の「(2) エビデンス不足や信頼性に欠ける説明に関する事例」の⑥と同じ事例
■ 医薬品の種類
　その他の腫瘍用薬
■ 問題のあった情報提供活動・資材
　企業担当者による説明（オンライン）
■ ポイント
　医療従事者から他社製品の誹謗中傷意見を引き出すような情報提供を行うのは不適切である。
■ 内容
　オンライン面談時に，企業担当者は2022年の学会で発表された内容の記録集を画面に表示し

ながら自社製品のデータについて説明を行った。承認時は3年後までのデータであったが，その後5年後までのフォローアップができたということで，その結果が示された。企業担当者は他社製品名を出したものの，他社製品のデータやグラフ等を提示することなく「＊＊＊（他社製品）の臨床試験結果ではここまで（自社製品の数値）のデータは出ていませんでしたが，この点について，先生，どのようにお考えでしょうか」と問いかけてきた。

　他社製品と直接比較したデータを示さずに，他社製品名を出して「ここまでのデータは出ていない」，「どう思うか」と医療従事者から他社製品の誹謗中傷意見を引き出そうと誘導するような説明であった。

----

③　Web講習会で聴講者に根拠がない上に他社製品を誹謗中傷する説明した事例 (2022年度)
※カテゴリー1の「(2) エビデンス不足や信頼性に欠ける説明に関する事例」の⑧と同じ事例
■医薬品の種類
　糖尿病治療薬
■問題のあった情報提供活動・資材
　企業のWeb製品説明会
■ポイント
　医療従事者からの質問に対する回答として治験の状況を説明するのは問題ないが，他社製品を誹謗中傷する説明を行うのは不適切である。
■内容
　糖尿病合併腎症に対する効果についてのWeb講演会後に，追加で本剤に関する簡単な製品紹介があった。
　その際，聴講者から，「他剤はCKDの適応があるが，本剤はどうなのか」という質問があった。これに対し，企業担当者からは「いま開発治験を行っており，年内には結果が出てくる。他剤の治験では腎硬化症の症例が含まれていないが，本剤の治験では腎硬化症の症例が含まれており，よりCKDの実態に近い治験となっている」という回答があった。これに対し，別の聴講者より，「それではその開発治験では，全症例に対して腎生検を実施して確定診断を行っているのか」という質問があったが，「そこまでは知らない」という回答であった。根拠がない上に他社製品を誹謗中傷する説明を行った。

----

④　自社製品を説明する際に，「他社が出せなかった特徴」と他社誹謗と受け取れる説明を行った事例 (2021年度)
■医薬品の種類
　腎性貧血治療薬
■問題のあった情報提供活動・資材
　企業担当者による説明
■ポイント
　他社を誹謗中傷する内容に言及する説明がなされた。
■内容
　病院に企業担当者が訪問し，「本剤だけが同じ投与量でも鉄の利用亢進をもたらします」と述べた。このこと自体は臨床試験によって証明されていることであり問題はないが，「他社が出せ

なかった特徴」と他社のことまで言及した。

----

⑤　自社製品を説明する際に，他社製品と比較して優位性をアピールした事例（2021年度）

■医薬品の種類

　片頭痛予防薬

■問題のあった情報提供活動・資材

　オンライン面談時における企業担当者の説明

■ポイント

　用法用量の違いを根拠なく「臨床上優れている」と表現し，自社製品の優位性を強調する説明がなされた。

■内容

　企業担当者がオンラインで，ひととおり同社他剤の説明を行った後，本剤について「情報提供を行いたい」という要望があったので，そのまま説明を受けた。本剤については同種同効薬があるが，他社の製品は初回投与時にローディングを行う必要があるが，本剤はローディングを行う必要がなく「臨床上優れている」という発言があった。ローディングの有無は必ずしも臨床上の有用性を示すものではなく，根拠なく他社製品に対する優位性をアピールした。

----

⑥　他社製品の誹謗中傷を行った事例（2021年度）

■医薬品の種類

　片頭痛予防薬

■問題のあった情報提供活動・資材

　オンライン面談時における企業担当者の説明（企業担当者の上司同席）

■ポイント

　根拠なく他社製品を誹謗中傷し自社製品の優位性を訴えた。

■内容

　製薬企業に本剤についてのオンラインヒアリングを行った際に，製薬企業作成の本剤含め同効薬3製品の比較表が画面共有された上で，企業担当者から本剤についての説明があった。画面共有された資料自体には問題がなかったが，当方から質問をしていないにもかかわらず，企業担当者からは，（他社製品の）A剤は初回倍量投与しなければいけない，B剤は便秘が多いと，他社製品を誹謗し自社製品の優位性を訴える説明があった。企業担当者の上司も同席しており，組織的にこのような説明を行っている可能性をうかがわせる内容であった。

----

⑦　他剤を具体的に挙げ，本剤との比較を行った事例（2020年度）

■医薬品の種類

　抗菌薬

■問題のあった情報提供活動・資材

　オンラインのグループ面談にて，企業担当者による説明

■ポイント

　本剤との比較を行う際，他社の製品名を具体的に挙げた。

■内容

　スライド資料上では成分名のみの表記で具体的な製品名は記載していないが，口頭での説明では成分名ではなく，他社の製品名を何度も具体的に挙げ，本剤との比較を行った。

---

⑧　後発医薬品にとって不利益となる情報提供を積極的に行った事例（2019年度）

■医薬品の種類

　そう痒症治療薬

■問題のあった情報提供活動・資材

　企業担当者による情報提供

■ポイント

　本剤の後発医薬品にとって不利益となる情報提供を積極的かつ広範に行った。

■内容

　後発医薬品への切り替えを決定した後，先発医薬品である本剤の企業担当者（MR）より，「後発医薬品は適応症が揃っていないため他県で保険上査定されている。切り替えを考え直してほしい」との情報提供があった。また，病院だけではなく，周囲の保険薬局にも同様の説明を行った。

---

⑨　他社製品にとって不利益となる情報提供を行った事例（2019年度）

■医薬品の種類

　抗がん剤

■問題のあった情報提供活動・資材

　企業担当者による情報提供

■ポイント

　本剤からの切り替えが検討されている他社製品にとって不利益となる情報提供を行った。

■内容

　本剤から他剤へ切り替えを検討していたところ，本剤の企業担当者（MR）より，「他の施設では＊＊を採用しても血管痛等の有害事象により採用品が元に戻っている」という情報提供があった。なお，詳細な調査内容等には一切触れられていなかった。

---

⑩　他社の同効薬との比較データがないにもかかわらず自社製品の方が優れていると説明した事例（2019年度）

■医薬品の種類

　パーキンソン病治療薬

■問題のあった情報提供活動・資材

　企業担当者（MR）による口頭説明

■ポイント

　他社の同効薬との比較データがないにもかかわらず自社製品の方が優れていると説明した。

■内容

　他社の同効薬を引き合いに出し，テープを貼った際の使用感につき，他社製品と比較したデータがないにもかかわらず，自社製品の方が優れているという説明を行った。

⑪　本剤のバイオシミラー*にとって不利益となる情報提供を積極的に行った事例 (2018年度)
■医薬品の種類
　　抗がん剤
■問題のあった情報提供活動・資材
　　企業担当者による情報提供
■内容
　　企業担当者より，問い合わせも行っていないにもかかわらず，「本剤のバイオシミラーが海外で承認されなかった」との情報提供を受けた。なお，その詳細に関する情報は「入手していない」とのことであった。同様の事例は複数のモニター医療機関から報告されており，他にも以下のような情報提供があった。

• バイオシミラーが外挿によって適応取得しており，臨床試験が少ないことを強調するような説明。
• バイオシミラーが先行バイオ医薬品と「同等/同質」ではあるが，「同一」ではないことを強調するような説明。
• 「既に先行バイオ医薬品を使用している患者については，バイオシミラーに切り替えることはできない」との説明（切り替え自体は禁止されていない）。
• 本剤とは無関係である別の製品のバイオシミラーに対する，「効果は疑問である」，「精製が悪い」といった発言。

■ポイント
　　本剤のバイオシミラー（及びバイオシミラー一般）にとって不利益となる情報提供を積極的かつ広範に行った。

(5) 有効性のみを強調した事例 (副作用等を含む安全性等の情報提供が不十分な場合も含む)

①　直接比較したデータがないにもかかわらず，有効性を説明した事例 (2022年度)
■医薬品の種類
　　免疫疾患治療薬
■問題のあった情報提供活動・資材
　　企業担当者による説明（オンライン）
■ポイント
　　全体集団と日本人集団との直接比較をしたデータがないにもかかわらず，企業担当者が自発的に，日本人でより高い有効性が期待できると説明した。医療従事者から「日本人でのデータはどうか」と質問されたことに対し，日本人でのデータを紹介すること自体は問題ないが，本事案はエビデンスなく　日本人でより有効性が高いと説明しており，不適切である。
■内容
　　企業担当者が本剤の有効性を説明する際に，国際共同第Ⅲ相臨床試験の主要評価項目である治療効果指数の達成率のグラフを提示し，続いて，日本人部分集団の治療効果指数達成率のグラフを同様に提示しながら，「本結果から，本剤は日本人でより高い有効性が期待できる」と説明した。

---

* バイオ後続品

この説明を聞いた医療従事者が，その場で，「日本人でより高い有効性が期待できる」とはどのようなデータに基づくのか確認したところ，説明時のグラフを示された。しかし，このグラフは全体集団に対する日本人の有効性を検証した試験結果ではない。また，審査報告書には「全体集団と日本人部分集団の有効性に顕著な差異は認められなかった」と記載されている。

② 本剤について有意差のあった海外第Ⅲ相試験のみを説明し，有意差がなかった国内第Ⅲ相試験を意図的に説明しなかった事例 (2021年度)
■医薬品の種類
心不全治療薬
■問題のあった情報提供活動・資材
オンライン面談時における企業担当者の説明
■ポイント
一部の都合のよい海外第Ⅲ相試験結果のみを説明し，有意差を示せなかった国内第Ⅲ相試験結果については全く説明をせず，有効性を強調する偏った情報提供がなされた。特に，承認審査時に重要な評価資料となる国内第Ⅲ相試験については言及する必要がある。
■内容
オンラインによる同院への説明会で，企業担当者が，主要評価項目において有意差が示された海外第Ⅲ相試験結果のみを説明し，有意差を示せなかった国内第Ⅲ相試験結果については全く説明をしなかった。有意差を示せなかった国内第Ⅲ相試験結果を説明しないことで，結果的に有効性を強調した。
なお，本事例については複数施設で同様のことが確認された。

③ 情報サイト会社開催のオンラインセミナーの動画コンテンツ等で有効性が強調された事例 (2021年度)
■医薬品の種類
血圧降下剤
■問題のあった情報提供活動・資材
スポンサー企業が情報サイト会社にて開催するオンラインセミナーの動画コンテンツ
■ポイント
審査報告書や原著論文で議論されていないサブグループ解析結果を紹介し，当該薬剤の適応疾患での特定の症候を有する患者に対しての有効性を強調した。なお，スポンサー企業が関係する演者の講演スライド等は，スポンサー企業によるチェックが必要である。
■内容
スポンサー企業が情報サイト会社にて開催するオンラインセミナーで，演者がスライドを用いて講演を行った。その際，演者は，当該薬剤の適応疾患の特定の症候に焦点を当て，審査報告書や原著論文では議論されていない当該薬剤のサブグループ解析結果を示しながら，その症候を有する患者に対して当該薬剤が有効であることを強調した。この説明は，当該薬剤が，その症候を有する患者に対して臨床試験において有用性が検証されたとの誤解を招く懸念があった。

④　製品パンフレットにおいて，有効性を強調した事例（2021年度）

■医薬品の種類

　糖尿病治療薬

■問題のあった情報提供活動・資材

　製品パンフレット

■ポイント

　当該薬剤は，「経口血糖降下薬の臨床評価方法に関するガイドライン」に準じて臨床試験が計画・実施されていた。製品パンフレットにおいて，安全性を評価するためにデザインされた臨床試験にもかかわらず，その結果の表示順は，冒頭に副次評価項目（有効性）に関する結果を示し，有効性を強調した。まずは，有効性を評価するために計画された臨床試験結果を示すべきである。

■内容

　「血糖降下薬の臨床評価方法に関するガイドライン」では，第Ⅲ相試験における併用療法長期投与試験として，薬理学的作用機序により大別した既承認の経口血糖降下薬と治験薬を長期間併用した場合の安全性及び有効性を評価することを目的とし，主要評価項目を安全性とすることが示されている。当然，例数設定も安全性を評価するために必要な症例数を考慮して設定することが記されており，有効性を評価するための例数設定とはされていない。通常，臨床試験の結果は，まずは評価する条件を整えた主要評価項目，次いで補助的な副次評価項目の順で示すのが原則である。

　このパンフレットでは，冒頭に国内第Ⅲ相試験に併用療法長期投与試験の副次評価項目（有効性）に関する結果を示し，次いで主要評価項目である安全性評価（有害事象の発現件数）の結果要約が記されており，有効性を強調している。本研究成果が掲載された公表論文においては結果の記述順も主要評価項目，補助的な副次評価項目の順で記されている。

　製品パンフレットであっても，試験結果の記述順は，冒頭には主目的の結果を示した上で，次に副次的な結果を示すべきであり，今回のパンフレットは有効性を強調した資材であると考える。

　このパンフレットは，全国の医療機関に郵送されている可能性も懸念される。また，同様の内容が当該企業の医療者向けWebサイトにもpdfファイル及び動画として掲示されている。さらに，当該薬剤のインタビューフォームにおける当該臨床試験の結果も，パンフレットと同様に副次評価項目の有効性の結果，次いで主要評価項目（安全性）の結果の順で記されている。

⑤　他剤との比較データなく，国内臨床試験で副作用が認められなかった点を強調し，他剤と比べ安全と説明した事例（2020年度）

※カテゴリー3にも該当

■医薬品の種類

　腎性貧血治療薬

■問題のあった情報提供活動・資材

　オンライン面談にて，企業担当者による説明

■ポイント

　臨床試験で副作用が認められなかった点のみを強調し，他剤に比べて本剤が安全と説明した。

■内容

　他剤と安全性を比較したデータはないにもかかわらず，「本剤は添付文書にも記載の通り，国内臨床試験にて副作用が認められていないため，他剤と比べて安全な薬剤である」旨の説明をした。国内臨床試験で副作用が認められなかったことを強調して伝えることで，他剤に比べ本剤が安全だと説明した。

⑥　試験結果に基づく定量的な差異を示すデータ等がないにもかかわらず，薬理作用のみを根拠として他剤との優位性を説明した事例 (2020年度)

※カテゴリー5にも該当

■医薬品の種類

　腎性貧血治療薬

■問題のあった情報提供活動・資材

　オンライン面談にて，企業担当者による説明

■ポイント

　薬理作用の違いのみを根拠に他剤との優位性を説明した。

■内容

　他剤（A剤）との比較を示したスライドを基に，本剤が別の他の同種同効薬（B剤）と比較してHb上昇が緩やかだと説明した。しかし，B剤に関する説明の根拠となる定量的な数値を示すデータはなく，薬理作用の違いのみによってB剤との比較をした説明を行った。

⑦　臨床試験において有害事象が認められないため，安全性が高いと説明した事例 (2020年度)

■医薬品の種類

　DMD[*1]治療薬

■問題のあった情報提供活動・資材

　対面の面談にて，企業担当者による資料提供

■ポイント

　臨床試験で有害事象が認められなかった点のみを根拠として，安全性が高いとの説明を行った。

■内容

　臨床試験において有害事象が認められなかったことのみを理由に，安全性が高い薬剤であるという説明が行われた。

⑧　有意差が認められた副次評価項目のみを説明し，主要評価項目については説明を行わなかった事例 (2020年度)

※カテゴリー5にも該当

■医薬品の種類

　眼科用VEGF[*2]阻害剤

■問題のあった情報提供活動・資材

　オンライン面談にて，企業担当者による説明

[*1] Duchenne muscular dystrophy：デュシェンヌ型筋ジストロフィー
[*2] vascular endothelial growth factor：血管内皮細胞増殖因子

■ポイント
　有意差が認められた副次評価項目のみを説明し，主要評価項目について説明しなかった。
■内容
　オンライン面談における情報提供において，主要評価項目についてはスライド資料も準備せず，有意差が認められた副次評価項目のみについて説明を受けた。口頭の説明においても主要評価項目については必要な説明は行われなかった。

----

⑨　副作用の説明なく，有効性のみを強調した情報提供を行った事例 (2019年度)
※カテゴリー3にも該当
■医薬品の種類
　COPD治療薬
■問題のあった情報提供活動・資材
　プレゼンテーション用スライド，企業担当者による口頭説明
■ポイント
　副作用に関して説明せず，有効性のみ強調した情報提供を行った。
■内容
　企業担当者 (MR) が示したプレゼンテーション用スライド (持ち帰り) にて，本剤の特徴として「喘息合併のCOPDは基本的に全例が本薬の対象」という記載があった。しかし実際には，一部患者には副作用である肺炎のリスク増加という観点から，本剤の使用が推奨されないケースがあるにもかかわらず，MRによる口頭説明では，そのような副作用の説明は一切なかった。

----

⑩　審査報告書等では副作用の発現に留意した十分な観察が必要とのスタンスで記載されているにもかかわらず，有効性のみを強調した事例 (2019年度)
※カテゴリー3にも該当
■医薬品の種類
　慢性便秘症治療薬
■問題のあった情報提供活動・資材：
　医療関係者向け情報サイト上のWeb講習会
■ポイント
　審査報告書等では副作用の発現に留意した十分な観察が必要とのスタンスであるにもかかわらず，こうした情報提供がされないまま有効性のみを強調した情報提供を行った。
■内容
　Web講習会にて，審査報告書や添付文書，インタビューフォームには，高齢者への投与は安全性情報が十分でなく，副作用の発現に留意した十分な観察が必要とのスタンスで記載されているにもかかわらず，「高齢者においても自発排便回数の変化量は改善することが示された」，「高齢者の治療にもお役立てください」と安全性に関する情報提供が不十分なまま，高齢者への有効性のみを強調する説明を行った。

⑪ 他剤を引き合いに出し，本剤の持つリスクに関して大きな影響はないという含意の説明を行った事例 (2019年度)

※カテゴリー3にも該当

■医薬品の種類

腎性貧血治療薬

■問題のあった情報提供活動・資材

企業担当者による口頭説明

■ポイント

他剤を引き合いに出し，本剤の持つリスクに関して大きな影響はないという安全性を軽視した説明を行った。

■内容

本剤の添付文書やRMPに記載のある悪性腫瘍に関するリスクについて質問した際，企業担当者（MR）は，他社競合製品の名前を挙げ，競合製品のRMPにも同様に悪性腫瘍に関するリスクの記載があるので自社製品のRMPの記載についても大きな影響はないといった回答を行った。他剤を引き合いに出すことで，あたかも本剤に関するリスクはマイナスポイントにならないかのような説明を行い，安全性を軽視した情報提供であった。

⑫ Web講習にて重要な基本的注意事項や禁忌等，安全性に関して不十分な情報提供を行った事例 (2019年度)

※カテゴリー3にも該当

■医薬品の種類

抗アレルギー薬

■問題のあった情報提供活動・資材

企業サイト上のWeb講習会

■ポイント

企業サイト上のWeb講習会で重要な基本的注意事項や禁忌等，安全性に関する説明は添付文書の投影のみで，有効性に偏った情報提供を行った。

■内容

製薬企業サイト上のWeb講習会（視聴時間20分）において，本剤の適応となる患者やインタビューフォームに記載されている重要な基本的注意事項（使用した際の注意すべきポイント）についての言及がなかった。禁忌や慎重投与等，安全性に関する情報提供は最後のスライドで添付文書を10秒ほど投影する形でしか行われていなかった。

⑬ RMPに定められたリスク最小化計画が実施されず，安全性に関する説明が不足していた事例 (2019年度)

※カテゴリー3にも該当

■医薬品の種類

パーキンソン病治療薬

■問題のあった情報提供活動・資材
　企業担当者による提供資料
■ポイント
　RMPに定められたリスク最小化計画（添付文書及び患者向医薬品ガイドによる情報提供）が実施されず，安全性に関する説明が不足していた。
■内容
　製品説明会の場において，企業担当者（MR）が総合製品情報概要の内容をスライド投影しながら製品概要の説明を行った。資料として，総合製品情報概要，適正使用ガイド（RMP），患者説明資材（RMP），製品情報概要（薬理作用，臨床試験結果2種類）が併せて配布された。開発の経緯や特性，薬効薬理，臨床成績，体内動態，製品情報について説明が行われた。しかし，RMPのリスク最小化計画に定められた，適正使用ガイド等の資材に関する説明がなく，安全性に関する説明が不足した情報提供であった。RMPの説明を必ずしもしなくてはいけないわけではないが，本剤の場合，上記の点について説明することで安全性を担保する計画を立てていたにもかかわらず，安全性に関する説明が不足していたと言わざるを得ない。

----

⑭　RMPに基づいた情報提供及び具体的な適応患者に関する説明が不足していた事例（2019年度）
※カテゴリー3にも該当
■医薬品の種類
　慢性心不全治療薬
■問題のあった情報提供活動・資材
　企業担当者による提供資料
■ポイント
　RMPに基づいた情報提供及び具体的な適応患者に関する説明が不足していた。
■内容
　製品説明会の場において，リスクベネフィットを判断するための患者の適応や潜在リスクに関する説明が不足していたことに加え，RMPのリスク最小化計画に定められた内容の実施が不十分な情報提供を行い，安全性について必要な説明がなされなかった。

2　未承認・承認外情報の提供に関連する事例（カテゴリー2）

----

①　未承認の効能効果を強調した事例（2022年度）
■医薬品の種類
　モノクローナル抗体製剤
■問題のあった情報提供活動・資材
　企業担当者による説明
■ポイント
　副次評価項目に関する情報提供は問題ないものの，その結果をもって未承認の効能効果を説明することは適応外使用の推進にあたり不適切である。

■内容

　院内での医薬品の宣伝許可を得るため，企業担当者が薬剤部に事前に情報提供内容の説明を行った。本剤の適応は＊＊＊に伴うそう痒（既存治療で効果不十分な場合に限る）に限られるが，企業担当者から「かゆみの後に生じる皮疹にも効果が認められている」と説明があった。

　そこで企業の学術担当者にエビデンスの確認を行ったところ，国内第Ⅲ相試験の副次評価項目でEASI*1スコアの改善が有意差をもって示されたということであった。

----

② 　承認外の使用を促しているように受けとられる説明を行った事例 (2021年度)

■医薬品の種類

　SGLT2*2阻害剤

■問題のあった情報提供活動・資材

　企業担当者による説明

■ポイント

　適応追加を機に，企業担当者が承認外の使用を促しているかのように受けとられる説明を行った。

■内容

　企業担当者から本剤についての説明があった際に，医療関係者からの求めがないのに，「SGLT2阻害剤は左室駆出率が保持された心不全（HFpEF）に対する適応はないが，有効性が論文で報告されている。心不全患者は腎臓が悪いことも多く，本剤に慢性腎臓病が適応追加されたため，HFpEFの患者に対しても慢性腎臓病の病名をつけて処方がしやすくなったと医師が言っている」との言及があった。承認外の使用を促しているように受け取れる説明であった。なお，HFpEF患者に対する有効性を示した論文は，SGLT2阻害剤の他社製品のものであったが，こちらは慢性腎臓病の適応がない点もアピールしていた。

----

③ 　注射剤でのみ認められる適応について，内用薬でも適応があると説明した事例 (2020年度)

■医薬品の種類

　抗精神病薬

■問題のあった情報提供活動・資材

　オンライン面談にて，企業担当者による説明

■ポイント

　注射剤にのみ適応が追加されたにもかかわらず，当該適応が内用薬にもあるような説明をした。

■内容

　本剤は，内用薬を服用してから注射剤へと切り替えが必要な薬剤であった。今般，注射剤において新たに適応追加が承認されたものの，内用薬では適応症の追加は認められていなかった。注射剤のみの適応となる疾患の患者に対する導入方法について質問したところ，本剤の注射剤にある適応について，内用薬でも適応が認められる旨，口頭で説明を受けた。

----

*1 eczema area and severity index：湿疹の重症度や範囲を表す指標
*2 sodium glucose co-transporter 2：ナトリウム・グルコース共役輸送体

④　未承認の効能を示し，購入を促した事例 (2020年度)

■医薬品の種類

　抗インフルエンザ薬

■問題のあった情報提供活動・資材

　医薬品卸の営業担当者による説明

■ポイント

　未承認の効果効能を示した。

■内容

　「適応拡大について承認がなされる見込みだが，本剤の在庫は置かなくてよいか？」と，未承認の効能効果について説明をされ，購入を促された。

---

⑤　添付文書に記載されている処方のための条件を守らなくても問題ないと説明した事例 (2020年度)

■医薬品の種類

　アルコール依存症治療薬

■問題のあった情報提供活動・資材

　企業担当者による口頭説明

■ポイント

　処方のための条件を無視しても問題ないと説明した。

■内容

　添付文書に記載されている処方のための条件について，企業の情報提供窓口に問い合わせ，医師，看護師等が研修を受講する必要がある旨の情報提供を受けた。しかし，「医師さえ研修を受けていれば他の職種が研修を受けていなくても処方している例はある」といった説明を口頭で行い，処方のための条件を無視しても問題ないと受け取れる説明をした。

---

⑥　用法と異なる頓用や食後の使用でも効果があると説明し，適応外使用を推奨した事例 (2019年度)

■医薬品の種類

　慢性便秘症治療薬

■問題のあった情報提供活動・資材

　企業担当者による口頭説明（企業の製品説明会の場において）

■ポイント

　適応外使用を紹介し，暗にこれを推奨した。

■内容

　添付文書による用法は，1日1回食前に経口投与するとあるにもかかわらず，製薬企業の製品説明会の場で，製品説明の前に，企業担当者(MR)が医師に対し，個別に，「適応外だが，頓用での使用も効果がある」，「やや効果は落ちるものの，食後でも使用は可能である」との説明を行った。また，薬剤部向けの説明会において，医療関係者からの質問がないにもかかわらず，「食後投与でも効果が落ちる程度で特に問題は生じない。効果は出るので食後に使用しても問題ない」

と適応外の使用を暗に推奨した。

----

⑦　用法と異なる朝・夜の半量ずつの使用をしている医師の例を説明し，適応外使用を推奨した事例 (2019年度)

■医薬品の種類

　うつ症状治療薬

■問題のあった情報提供活動・資材

　企業の製品説明会

■ポイント

　適応外使用の事例を紹介し，暗にこれを推奨した。

■内容

　添付文書による用法は，1日1回就寝前であるにもかかわらず，企業の製品説明会において，「朝・夜での半量ずつの使用の方が眠気が抑えられるので，そのように使っている医師もいる」という適応外推奨とも思われる説明を行った。

----

⑧　エビデンスなく，他の抗がん剤使用後の2次治療として本剤使用を推奨した事例 (2019年度)

■医薬品の種類

　抗がん剤

■問題のあった情報提供活動・資材

　企業担当者による口頭説明

■ポイント

　エビデンスなく，抗がん剤の2次治療として本剤使用を推奨した。

■内容

　Aという抗がん剤によるがん化学療法後の臨床試験において本剤の有効性があるというデータはあるが，Bという抗がん剤治療後における本剤の有効性に関するデータはなかった。B抗がん剤治療後の患者に本剤を2次治療として使用を検討している医師に対し，口頭で「Bという抗がん剤治療後の2次治療として有効性を認めるデータは他の薬剤でもないため，本剤を使用しても特に問題がない」という説明を行った。

----

⑨　海外の適応等を踏まえて，承認範囲を逸脱する効能効果を積極的に紹介した事例 (2019年度)

■医薬品の種類

　鎮痛剤

■問題のあった情報提供活動・資材

　企業担当者による口頭説明

■ポイント

　医療関係者からの質問がないにもかかわらず，適応外の使用を推奨した。

■内容

　薬剤部の説明会において，企業担当者 (MR) が「適応外ではありますが」，「海外のガイドラインでは」などと前置きをしたものの，会場からの質問がないにもかかわらず，「モルヒネ同様に，呼吸困難症例や咳嗽症例への効果が期待できる」，「モルヒネと異なり代謝物に活性がないことか

ら腎機能低下の呼吸困難患者では第一選択薬になりうる」と，国内未承認適応への適応に関する説明を行った。

- -

⑩　保険適応外の処方にもかかわらず，医師に働きかけ診療科のクリニカルパス処方とされた事例（2019年度）

■医薬品の種類

　慢性便秘症治療薬

■問題のあった情報提供活動・資材

　企業担当者による口頭説明

■ポイント

　承認された用法とは異なる用法（頓用）での使用推奨につながる説明をした結果，医療機関での適応外使用の推奨につながった。

■内容

　本来は「慢性便秘症」が適応であるにもかかわらず，企業担当者が診療科の医師に対し，「大腸刺激性以外の下剤と比較して本剤は作用発現までの時間が最も短い」旨を伝え，頓用としての使用の推奨につながるような説明をした。当該診療科では，適応外であるにもかかわらず，消化器系処置薬の前処置薬としてクリニカルパス処方として採用されてしまい，病院薬剤師が気付き，クリニカルパスから外すよう診療科に提案した。

- -

⑪　臨床試験では除外されている疾患への効果が期待できると解説した事例（2019年度）

■医薬品の種類

　抗菌薬

■問題のあった情報提供活動・資材

　Webセミナー

■ポイント

　対象疾患が除外されている臨床試験等のデータ等を用いながら，承認範囲外の効能効果をほのめかした。

■内容

　Webセミナーにおいて，「他剤は糖尿病性足病変患者における創部への移行性は悪い」というデータと「本剤の糖尿病性足病変患者における組織移行性が血中濃度と同等」であるというデータを用いて，「糖尿病性足病変にも効果が期待できる」との解説が行われた。しかし，本剤の臨床試験においては，多くが単純性の皮膚軟部組織感染症であり，糖尿病性足病変患者は除外されている臨床試験もあり，糖尿病性足病変に対する有効性についての評価は不明瞭である。

- -

⑫　医療関係者からの質問の範囲を逸脱し，適応症以外の疾患への投与を示唆する情報提供が行われた事例（2019年度）

■医薬品の種類

　抗精神病薬

■問題のあった情報提供活動・資材

　企業担当者による口頭説明

■ポイント

医療関係者からの質問の範囲を逸脱し，適応症以外の疾患への投与が一般的になされているかのような説明を行った。

■内容

院内の勉強会の直前に，他の病院で使用数が伸びているか，医療関係者が質問を行ったところ，「疾患A（添付文書上の適応症）というよりは疾患Bや疾患C（添付文書上の適応症ではない疾患）の患者さんで，経口摂取困難な患者さんによく使用されている」と，質問範囲を逸脱する，適応症以外の疾患への投与が一般的になされているかのような説明があった。

----

⑬　薬剤師からの求めなく，薬事承認前の併用療法について情報提供が行われた事例（2019年度）

■医薬品の種類

抗がん剤

■問題のあった情報提供活動・資材

企業担当者による口頭説明

■ポイント

薬事承認前であるにもかかわらず，併用療法についての情報提供を行った。

■内容

薬剤師側から依頼したわけではなく，製薬企業側から情報提供をしたいということでアポイントがあり対応したところ，抗がん剤Aと抗がん剤Bの併用療法について，薬事承認の1日前であったにもかかわらず，情報提供を受けた。なお，製薬企業からアポイントがあった段階で，薬剤師側は医薬品情報管理室内での情報提供を求めたが製薬企業は個室での情報提供を希望していた。後日，薬事承認後に医薬品情報管理室に併用療法についての説明があった。

----

⑭　承認前の製品について，あたかも医療関係者から求められたかのように装って情報提供を行った事例（2019年度）

■医薬品の種類

認知症治療薬

■問題のあった情報提供活動・資材

企業担当者による口頭説明

■ポイント

あたかも医療関係者から情報提供を求められたかのように装って，承認前の製品に関する情報提供を行った。

■内容

＊月頃，「今度，＊＊月に後発品が出ますよね」と製薬企業担当者（MR）から話を振られ，薬剤師が「いろいろあるのでよくわからない」と返答すると，MRはなおも続け，薬剤師が本剤の名前を出すと，「承認前はメーカーから言い出せない」といいながら，本剤についてのプロモーションを行った。薬剤師側としては自発的に問合せをしたつもりはなくメーカー側に誘導され本剤の話になったことから，メーカー側から承認前の本剤について情報提供が行われた印象を受けた。

⑮　後発医薬品の適応症について，先発医薬品との違いについて説明を行わなかった事例（2019年度）

■医薬品の種類

腎性貧血治療薬

■問題のあった情報提供活動・資材

企業担当者による口頭説明

■ポイント

先発医薬品と後発医薬品の適応症の違いについて全く説明を行わなかった。

■内容

後発医薬品への切り替え時における医師向けの説明の中で，企業担当者（MR）は，後発医薬品が薬価収載されたことのみを説明し，先発医薬品と後発医薬品との間の適応症の違いについて全く説明を行わなかった。

⑯　製薬企業・医療材料企業の合同説明会にて，医療材料企業から，適応外使用に関する詳細な説明が行われた事例（2019年度）

■医薬品の種類

組織接着剤

■問題のあった情報提供活動・資材

企業担当者（医療材料企業）による口頭説明

■ポイント

製薬企業・医療材料企業の合同説明会で，医療材料企業が適応外使用に関する詳細な説明を行い，製薬企業もその説明内容について否定等をしなかった。

■内容

組織接着剤の効能・効果は，「組織の接着・閉鎖（ただし，縫合あるいは接合した組織から血液，体液または体内ガスの漏出をきたし，他に適切な処置法のない場合に限る。）」となっている。しかし，組織接着剤と吸収性組織補強材の合同製品説明会において，製薬企業側ではないが医療材料企業側の担当者が，縫合により組織の閉鎖が可能な舌癌の切除手術後の同剤の適応外使用について，写真入りの講演資料を用いて詳細な説明を行った。その際，製薬企業もその説明内容について否定等をしなかった。

⑰　他院の例を紹介し，適応外使用を暗に推奨した事例（2018年度）

■医薬品の種類

鎮痛薬

■問題のあった情報提供活動・資材

企業担当者による口頭説明

■内容

製品説明会において，企業担当者より「適応外である」と前置きした上で，「他院では呼吸抑制に使用している医師もいる」と，暗に適応外使用を推奨するような説明を受けた。

■ポイント

　適応外使用の事例を紹介し，暗にこれを推奨した。

---

⑱　「一般論」等と断った上で，暗に承認範囲外の効能効果をほのめかした事例 (2018年度)

■医薬品の種類

　脂質異常症治療薬

■問題のあった情報提供活動・資材

　プレゼンテーション用スライド，企業担当者による口頭説明

■内容

　院内勉強会において，有効性に関する臨床試験結果を紹介するスライドの間に，「一般論」と題したスライドが挿入されており，高脂血症になりやすく動脈硬化のリスクが高い患者像として糖尿病患者等を挙げていた。その後のスライドでは，食後のTGやRLP-C*の推移を示すグラフが続き，こうした患者に対して本剤が有効であるかのような口振りで説明があった。

　同様の事例は複数のモニター医療機関から報告があり，別の医療機関では，「本剤に限りなく近い物質である」と断った上で，「インスリンへの反応性を改善する」と発言し，適応外の糖尿病にも有効であるかのような印象を与える説明を行った。

■ポイント

　本剤との関連性を示すデータがないにもかかわらず，「一般論」や「本剤に限りなく近い物質」等として説明を行い，本剤の承認範囲外の効能効果をほのめかした。

---

⑲　エビデンスなく，承認範囲外の効能効果を説明した事例 (2018年度)

■医薬品の種類

　抗真菌薬

■問題のあった情報提供活動・資材

　企業担当者による口頭説明

■内容

　新薬ヒアリングの際，「本剤の適応症は，＊＊（適応外の疾患）からの移行による事例が少なくない」とした上で，この適応外の疾患について，「おそらく効果があると思われる」との説明を受けたが，その有効性は認められていなかった。

■ポイント

　適応症以外に対する有効性を，根拠なく説明した。

---

⑳　保険の査定を受けないことを説明し，暗に添付文書の記載内容に反する処方を勧奨した事例 (2018年度)

■医薬品の種類

　パーキンソン病治療薬

■問題のあった情報提供活動・資材

　企業担当者による口頭説明

---

* remnant like particle-cholesterol：レムナント様リポ蛋白コレステロール

■内容

　添付文書では，重篤な副作用発現のおそれがあるため，記載の併用禁忌薬剤との投与間隔について所定の間隔を置くよう明記されていた。しかし企業担当者からは，「投与間隔については明確なエビデンスがあるわけではなく，短縮しても保険の査定対象とならない」との説明を受けた。同様の説明は地域の医療機関で広く行っているようであった。

■ポイント

　保険の査定を受けないことを紹介し，添付文書の記載内容に反する処方を暗に勧奨した。

㉑　エビデンスなく，承認範囲外の体重減少効果をほのめかした事例 (2018年度)

■医薬品の種類

　糖尿病治療薬

■問題のあった情報提供活動・資材

　企業担当者による口頭説明

■内容

　配合剤である本剤のヒアリングにおいて，企業担当者が，「一方の薬剤は体重減少効果があること」，「もう一方の薬剤はBMI*が低いほどHbA1c低下作用が大きいこと」を根拠に両剤の配合は「相性が良い」と説明した。続いて参考情報である，本剤が体重に及ぼす影響について言及し，承認範囲外の体重減少効果を示すかのような印象を与えた。

■ポイント

　承認範囲外の効能効果をほのめかした。

㉒　承認範囲外の効能効果をテーマとしたWeb講習会を行い，適応外使用を暗に勧奨した事例 (2018年度)

■医薬品の種類

　慢性便秘症治療薬

■問題のあった情報提供活動・資材

　医療関係者向け情報サイト上のWeb講習会

■内容

　医療関係者向け情報サイト上の「薬剤性便秘を防ぐ」と題したWeb講習会において，薬剤師による一般論の説明の後，本剤の説明が行われた。薬剤性便秘は本剤の適応外であるが，その旨は注釈における記載に留められており，「便を柔らかくして排泄を促す」，「適応は慢性便秘症」，「併用禁忌，併用注意の記載はない」といった説明のみが行われた。薬剤性便秘への使用についての情報提供が不十分であり，暗に適応外使用を推奨するような印象を受けた。

■ポイント

　承認範囲外の効能効果をほのめかした。

---

* body mass index：肥満度を表す体格指数

㉓　新規格のプロモーションの際に，適応外使用となる従来規格の粉砕投与を勧奨した事例
（2018年度）

■医薬品の種類

抗血栓薬

■問題のあった情報提供活動・資材

企業担当者による口頭説明

■内容

本剤の新しい規格2.0*mgの発売に当たり，企業担当者より採用の依頼があった。本剤については，既に2.5mgと3.75mgを採用しており，医薬品の採用は一増一減が原則であることを理由に断ったところ，企業担当者は，採用中の2.5mgからの切り替えを提案した。その際，2.5mgを使用したい場合は本剤3.75mgを粉砕して用量調節してほしいと，適応外使用の粉砕投与を勧奨された。

■ポイント

適応外使用の粉砕投与を勧奨した。

㉔　保険の査定を受けない方法を提示し，適応外使用の単剤使用を推奨した事例（2018年度）

■医薬品の種類

脂質異常症治療薬

■問題のあった情報提供活動・資材

企業担当者による口頭説明

■内容

本剤の使用に当たっては，他剤との併用が必要であるにもかかわらず，企業担当者が「他剤の後発医薬品等の安い薬を一緒に処方して，患者に『飲まなくとも良い』と説明すれば，保険の査定も受けずに単剤で使うことができる。実際にそのように処方している医師もいる」と発言した。

■ポイント

適応外使用の単剤使用を勧奨した。

㉕　海外の適応等を踏まえて，承認範囲を逸脱する効能効果を積極的に紹介した事例（2017年度）

■医薬品の種類

便秘関連治療薬

■問題のあった情報提供活動・資材

MRによる口頭説明

■内容

A社のMRは，効能効果が便秘関連症である自社の医薬品と，効能効果が便秘症や慢性便秘症である他社のいくつかの既存薬剤を比較してプロモーションを行った。MRは医師に対して「将来的に既存薬剤に置き換わる製品であり，メーカーとしては便秘症治療薬の第一選択薬になると考えている」，「海外での適応は日本よりも広い」といった趣旨の発言をしたり，どのような患者が適応になるかという質問に「便秘を訴える患者に広く使用可能である」と回答したりと，承認

---

* 原文は20mgと表記

外の効能効果をほのめかす発言が多くみられた。他のモニター医療機関でも同様の説明がなされていたとの報告があり，広範囲での活動が疑われた。

■ポイント

承認されていない効能効果を積極的に紹介している。

㉖　自費診療で査定がないことを理由に承認外の投与方法を紹介した事例（2017年度）

■医薬品の種類

ホルモン剤

■問題のあった情報提供活動・資材

MRによる口頭説明

■内容

A社のホルモン剤の説明の際に，担当MRが「本ホルモン剤は薬価収載されておらず，自費診療で用いるので保険の査定がない。そのため，現場では添付文書の用法用量通りに使用されることはほとんどない」と説明した。具体的な使用方法について尋ねると，自費診療だから可能だということを強調したうえで，医師の裁量で投与のタイミングを前後させた投与方法を紹介した。この未承認の投与方法について，エビデンスを示すことはなかった。

■ポイント

査定がないことを理由に，承認されていない用法用量を紹介している。

㉗　恣意的なグラフの加工により，適応範囲を誇大に見せた事例（2017年度）

■医薬品の種類

潰瘍性大腸炎治療薬

■問題のあった情報提供活動・資材

MRによるプレゼンテーション（口頭説明・パンフレット）

■内容

本剤の効能効果は潰瘍性大腸炎であるが，使用上の注意で本剤が腸内で到達する範囲や使用すべき部位が指定されており，適応範囲は限定的であった。

しかし，総合製品情報概要には，サブグループ解析の結果として，適応範囲の腸炎の結果に加え，全大腸炎型の結果も含めた棒グラフが掲載されていた。インタビューフォームにも同様のグラフの記載があるものの，総合製品情報概要ではグラフ内のデータの掲載順序が入れ替えられており，最初に全大腸炎型の結果を示すことで，本剤が全大腸炎型に効果があると誘導されているように感じられた。このグラフについてA社MRからは，「特定部位の病変が改善することで全大腸炎型にも効果を示した」という説明がなされた。

原著論文では，病変を限定した試験であり，全大腸炎型についてはn数が少なく統計解析も行っていないため，効果に言及できないとされているが，そのような記載は総合製品情報概要には見られなかった。

■ポイント

グラフ中のデータの掲載順を変えることで，承認されていない効能効果をほのめかしている。

㉘　自社製品に特有な副作用を効能効果としてPRした事例 (2016年度)

■医薬品の種類

　高リン血症治療剤

■問題のあった情報提供活動・資材

　MRによる口頭説明

■内容

　A社のMRが，モニター医療機関を訪問し，自社製品である高リン血症治療剤に特有の副作用（栄養成分＊＊が過剰になること等）を注意喚起するパンフレットを提供した。MRはこのパンフレットをもとに，本来の効能効果であるリンの抑制効果を説明した上で，「この薬を使用すれば血液透析患者の＊＊症状に対し栄養成分＊＊の補充が可能になる」，「臨床検査値の＊＊の上昇が期待できる」といった副作用を逆手にとったプロモーションを行った。実際に，モニター医療機関では透析患者に対して，経口製剤や点滴による特定成分＊＊の補充療法を実施しているが，MRからはそれらの補充療法が不要になるという説明がなされており，処方への影響が懸念されるものだった。

■ポイント

　副作用を効能効果として積極的に推奨している（承認範囲を超える効能効果を示している）。

㉙　他の医薬品との差別化のために，臨床データのない効能効果を紹介した事例 (2016年度)

※カテゴリー1の「(2) エビデンス不足や信頼性に欠ける説明に関する事例」にも該当

■医薬品の種類

　統合失調症薬

■問題のあった情報提供活動・資材

　MRによるプレゼンテーション（口頭説明・スライド）

■内容

　モニター医療機関における新薬採用のための院内説明会で，A社のMRがスライドを用いて製品説明を行った。当該医薬品の効能効果は「統合失調症」であるが，説明スライドには「＊＊機能改善」も記載されており，MRが他の医薬品との違いとしてアピールしていた。

　この医薬品の作用部位の一つである特定の受容体に対する作用物質は「＊＊機能障害」を改善するとの論文報告もあるが，PMDAの審査報告書には，ヒトにおいてその機能障害の改善が見込まれる旨の記載はなかった。また，同受容体への親和性に関しても，他の抗精神病薬も一定の拮抗作用を有し，当該医薬品に特有の作用機序ではないことが確認されている。このような背景についてはスライドやMRによる説明では一切触れられなかったため，「＊＊機能改善」が効能効果の一つであると誤解を与えかねないプロモーションであった。また，製品情報概要には「＊＊機能改善」に関する記載はなく，製品説明会においてのみ，このような説明があった。

■ポイント

　承認されていない効能効果を，非臨床データを用いて積極的に紹介している（承認範囲を超える効能効果を示している）。

㉚　未審査の臨床試験結果を用いて，血圧降下作用を効能効果のように示した事例（2016年度）

※カテゴリー1の「(1) データやグラフの抜粋，加工，強調その他恣意的な見せ方に関する事例」
　　にも該当

■医薬品の種類

　　糖尿病治療薬

■問題のあった情報提供活動・資材

　　製品情報概要の臨床試験結果紹介

■内容

　　A社のホームページで紹介されている，血糖コントロールの有効性と安全性に関する臨床試験
の結果において，参考情報として「血圧降下作用」を示すグラフが複数掲載されていた。参考情
報と表示している文字のサイズは小さく，これらのグラフは，主要評価項目・副次評価項目に続
く形で，同様のレイアウトやサイズで掲載されており，血圧について「有意な低下が認められた」
との記載もあった。そのため，これらのグラフや表記を読んだ印象としては，心血管イベントの
抑制が期待できることをPRしているように思われた。

　　しかし，PMDAの審査報告書を確認したところ，主要評価項目・副次評価項目で血圧降下に
関する記載はなく，「血圧降下作用」を示すデータはPMDAの審査対象になっていないことがわ
かった。

■ポイント

　　承認審査の対象となっているデータと対象外のデータを並列し，承認外の作用について効能効果
だと誤認する恐れのあるプロモーションを行っている（承認範囲を超える効能効果を示している）。

㉛　指定外の初期投与量を推奨，及び，データの比較において強調を行った事例（2016年度）

※カテゴリー1の「(1) データやグラフの抜粋，加工，強調その他恣意的な見せ方に関する事例」
　　にも該当

■医薬品の種類

　　抗リウマチ薬

■問題のあった情報提供活動・資材

　　医療関係者向け情報提供サイトでの企業配信動画

■内容

　　医療関係者向け情報提供サイトにおいて，A社が作成した医師向けの処方に関する説明動画を
医師・薬剤師向けに配信していた。

　　当該医薬品の投与方法について，動画中では，1日量100mgから開始し，患者の状態を確認し
ながら増量することを推奨していたが，添付文書の用法用量には，100mgを1日3回投与（1日量
300mg）し，本剤に対する反応等に応じ，効果の得られた後には1日量100～300mgの範囲で投
与するとあった。つまり，初期投与量1日量300mgが本来の投与方法であるが，動画では，初
期投与量が1日量100mgの用法用量を推奨していた。

　　また，他の医薬品の単独群に比べて，当該医薬品を含む複数の医薬品の併用群は有効性を示す
数値が有意に高く，効果不十分による投与中止例の割合が有意に少ないことを示したグラフが動
画中に表示されていたが，それぞれの棒グラフの色が変わったり点滅したりといった強調がなさ

114

れていた。

■ ポイント

　承認されていない用法用量を推奨している。また，対象薬との比較を強調するプロモーションを行っている（「医療用医薬品製品情報概要等に関する作成要領」（日本製薬工業協会）では，「対照薬（プラセボを含む）との比較や投与前後の違いを示す図表においては，矢印等を用いて差を強調しないこと。また，文字の大きさや色使いなどで差を強調しないこと」としている）。

3　安全性に関連する事例（カテゴリー3）

---

① 十分な説明時間を確保している中で，ネガティブな情報について提供しなかった事例（2022年度）

■ 医薬品の種類

　その他の循環器官用薬

■ 問題のあった情報提供活動・資材

　企業担当者による説明（オンライン）

■ ポイント

　十分な説明時間を病院側が確保したにもかかわらず，ネガティブな情報提供を敢えて行わなかったことが疑われる情報提供であった。販売情報提供活動ガイドラインにおいては優越性を示せなかったことについてもきちんと情報提供をすることと定められている。

■ 内容

　本剤は，承認された際に日本人での腎不全への進展抑制効果に議論があり，電子添文には「日本人では腎不全への進展抑制効果が弱い可能性がある」と記載されている薬剤である。しかし，院内の薬事委員会のためのオンラインによる企業ヒアリングでは，この点について触れられなかった。そこで，医療従事者から説明者に質問をしたところ，日本人部分集団に関するデータが最初の説明時に使用した一連のスライドの中からではなく，別のスライドで示された。なお，審査報告書では，日本人集団では該当症例が少なかったため死亡例に偏りがあり優越性を示せなかったという記載がある。

---

② 安全性に関する情報提供がなかった事例（2022年度）

■ 医薬品の種類

　糖尿病治療薬

■ 問題のあった情報提供活動・資材

　企業担当者による説明（オンライン）

■ ポイント

　RMPの重要な潜在的リスクに挙げられているにもかかわらず，リスクが少ないことのみを強調した情報提供を行ったが，安全性に関する情報も合わせて提供すべき。なお，動物実験の結果を示すこと自体は問題ない。

■ 内容

　企業担当者が病院薬剤部向けに本剤に関するオンライン説明会を実施した。その際，企業担当

者からは，動物試験の結果として，本剤では濃度依存的な乳酸上昇を示さなかったという企業本社作成のスライドが映写された。このスライドでは，他剤群の併記はされておらず，本剤群のみのグラフであったが，企業担当者からは「スライドには示しておりませんが，同時に実施されている他剤群では，濃度依存的な乳酸値の増加が確認されており，このことからも本剤は乳酸アシドーシスのリスクが少ないことが期待されます」という説明がされた。

　本剤は乳酸アシドーシスを起こしにくい薬剤として開発されたと一般に言われており，この点をアピールしたいのだと思われるが，総合製品情報概要やインタビューフォームにおける「本剤の特徴」にも挙げられておらず，RMPの「重要な潜在的リスク」として「乳酸アシドーシス」が示されている。

------

③　安全性に関する情報提供が不十分だった事例（2022年度）
■医薬品の種類
　先天性代謝異常症治療薬
■問題のあった情報提供活動・資材
　企業担当者による説明（直接対面）
■ポイント
　安全性の観点から周辺情報も併せて提供しないと誤解を与えかねない情報提供であり，不適切といえる。
■内容
　使用上の注意改訂について企業担当者から対面で病院薬剤部に説明があった。その際，投与速度について今までは「ただし，投与速度は0.5 mg/分を超えないこと」という記載があったが，「この部分が削除され，投与速度の上限がなくなった」と説明を行った。しかし，同時に提示された，投与速度の検討の対象となった海外での臨床試験では投与速度について上限1.5時間と記載されていた。

　そこで，医療従事者が，臨床試験では投与速度の上限が設定されているが，改訂後の電子添文にその記載がない背景について質問したところ，「欧州では最大投与速度の上限が削除されており，本邦においても海外での臨床試験や国内外の市販後の情報等を基に十分な検討を経て，国内電子添文の改訂となった」，「海外の臨床試験では，プロトコルの上限範囲内で速度を漸増したところ，投与速度とinfusion reaction*に関連は認められなかった」，「他国のプロトコルでは『最大1.37 mg/分もしくは投与速度50〜60分まで』との情報もある」という回答があった。

　一方で，用法及び用量に関連する注意には「投与速度に関しては，infusion reactionが発現するおそれがあるため，これまでと変更なく初回投与速度は0.25 mg/分（15 mg/時）以下とし，患者の忍容性が十分に確認された場合，徐々に速めてもよい」という注意書きがあることから，単に「投与速度の上限がなくなった」という説明だけでは誤解を与えかねない情報提供であったため，この注意点も合わせて情報提供を行うべきである。

------

* 急性輸液（注）反応

④ 高用量使用時の副作用を「一過性である」と説明して安全性を軽視した事例 (2018年度)

■医薬品の種類

鎮痛薬

■問題のあった情報提供活動・資材

医療関係者向け情報サイト上の製品紹介動画

■内容

医療関係者向け情報サイト上の製品紹介動画中で，本剤の高用量使用に伴う副作用（肝障害）について，ALT*の上昇を認めたとしつつも，「一過性で慣れがある」と説明していた。また，十分なエビデンスがないため臨床上は応用されていない別の新規バイオマーカーの上昇と相関しなかったことから，「ALTの上昇は副作用を直接反映するものではない」と結論付けていた。

原著論文を調べたところ，ALTの上昇が著しく，脱落となった例が複数あり，「一過性である」とは言い難い。なお添付文書にも，高用量使用に対する警告が記載されている。

■ポイント

十分に注意すべき副作用を「一過性である」等とし，安全性を軽視した。

⑤ 製品説明において，2度にわたり安全性に関する情報提供を怠った事例 (2018年度)

■医薬品の種類

抗がん剤

■問題のあった情報提供活動・資材

企業担当者による口頭説明

■内容

製品説明時に2度にわたり，企業担当者が有効性に関する説明のみを行い，安全性に関する情報提供を行わなかった。本剤は，最適使用推進ガイドラインが発出されており，製薬企業からも特定の疾患に関して適正使用が強く勧められている薬剤であるため，安全性の軽視と思われた。

■ポイント

2度にわたり安全性に関する情報提供を怠った。

⑥ 添付文書やRMPに記載のある重要な注意事項を軽視し，適切な情報提供を怠った事例 (2018年度)

■医薬品の種類

糖尿病治療薬

■問題のあった情報提供活動・資材

医療関係者向け情報サイト上の座談会記事

■内容

医療関係者向け情報サイト上の座談会記事において，配合剤である本剤の特徴として，一方の薬剤の効果である「腎機能の程度によらずHbA1c低下作用があること」のみが記載されており，本剤の添付文書で注意喚起されている「腎機能障害患者への投与」に関する記載がなかった。ま

---

* alanine aminotransferase：アラニンアミノトランスフェラーゼ

た，RMPにおいて重要なリスクとされている多尿・頻尿について，「服用後数日で症状が軽減されるため，飲水指導は投与後1週間で問題ない」という趣旨の記載があり，安全性を軽視した記事と思われた。

■ポイント

添付文書やRMPに記載のある重要な注意事項を軽視し，適切な情報提供を怠った。

---

⑦　新薬の処方日数制限に反する使用方法を勧奨した事例（2018年度）

■医薬品の種類

緑内障・高眼圧症治療薬

■問題のあった情報提供活動・資材

企業担当者による口頭説明

■内容

新薬ヒアリング時に，新薬の14日処方制限のため患者の来院間隔と合わず採用が困難であることを伝えたところ，企業担当者より「1本処方すれば1か月は使用できるので，1か月ごとの来院間隔でも可能である」との説明を受けた。

■ポイント

新薬の処方日数制限に反する使用方法を勧奨した。

---

⑧　新薬の処方日数制限に反する使用方法を勧奨し，安全性についても偏った説明を行った事例（2018年度）

■医薬品の種類

慢性便秘症治療薬

■問題のあった情報提供活動・資材

企業担当者による口頭説明

■内容

企業主催の勉強会において，新薬である本剤の処方日数制限について尋ねたところ，企業担当者より「本剤は投与量を増量できるため，適宜調節すれば長期投与も可能」との説明があった。

また，同じ企業担当者より「小児領域で副作用が少ない有用な薬剤であり，医師に勧めてほしい」との発言もあったが，本剤は薬価収載に伴う留意事項として「他の便秘症治療薬で効果不十分な場合に，器質的疾患による便秘を除く慢性便秘症の患者へ使用すること」とされており，この点については説明がなかった。既知の成分であり，安全性の知見はあるものの，情報提供としては偏っていると考えられた。

■ポイント

新薬の処方日数制限に反する使用方法を勧奨し，安全性についても偏った説明を行った。

---

⑨　RMPに記載されているリスクを認識せずにプロモーションを行った事例（2017年度）

■医薬品の種類

抗ウイルス薬

■問題のあった情報提供活動・資材

MRによるプレゼンテーション（口頭説明）

■内容

審査報告書に「＊＊機能障害の患者に投与した場合の安全性について情報収集し，医療現場に提供する必要がある」という趣旨の記載があるにもかかわらず，製品説明会においてA社MRは，＊＊機能に障害があったとしても安全に使用できると受け取れるような説明を行った。

当該医薬品は，＊＊機能によって投与量を調節する必要がないことが特徴であるが，RMPには＊＊機能障害が重要な潜在的リスクとして挙げられており，医療関係者に＊＊機能障害の可能性があることの情報提供を行うと記載されている。

モニター医療機関の医療関係者は，他剤との併用で＊＊機能障害の発現や重篤化につながることを懸念したが，MRはこれらの自社製品のリスクを認識しないまま安全性を軽視した説明を行っていた。製品説明においてRMPの内容を理解せず，必要な情報提供を怠ることは安全性上問題があると思われる。

■ポイント

副作用や安全性に関する理解・情報提供が十分でない。

----

⑩　高頻度の副作用を除外した臨床試験結果をもとに安全性をPRした事例 (2017年度)

■医薬品の種類

潰瘍性大腸炎治療薬

■問題のあった情報提供活動・資材

MRによるプレゼンテーション（口頭説明・スライド・パンフレット）

■内容

A社の製品説明会において，MRが「自社製品の副作用発現症例数は全体の10%程度」という説明を行った。この説明会に参加していたモニター医療機関の医療関係者は，副作用が少ないという印象を受けたため，添付文書を確認したところ，臨床試験では約55%に副作用が認められているとの記載があった。

あらためてパンフレットとスライドを見ると，副作用の項目で紹介されていた第Ⅲ相試験では，添付文書で主な副作用として記載されている"＊＊＊の血中濃度減少"を，盲検性の点で医師に開示しなかったため，有害事象の評価対象外としたとの注釈が書かれていた。

第Ⅲ相試験の副作用のみを紹介された場合には，あたかも副作用の発生頻度が低い印象を受けてしまうが，説明時にMRからの自発的な説明はなかった。

また，"＊＊＊の血中濃度減少"に関連する事象についてはRMPの重要な潜在的リスクに記載があったものの，MRは，血中濃度の推移を示すグラフを用いて「投与を中止すれば，減少した＊＊＊は回復するので使用できる」という表現で説明を行い，リスクについて触れることはなかった。

■ポイント

副作用を過小評価するような情報のみ提供している。

----

⑪　慎重投与の対象患者について，安全性を軽視したPRを行った事例 (2017年度)

■医薬品の種類

鎮痛剤

■問題のあった情報提供活動・資材

　MRによる口頭説明

■内容

　A社MRは，当該医薬品について「＊＊機能が低下している患者にも使いやすい」と説明を行った。しかし，＊＊機能に障害のある患者は，添付文書では慎重投与の対象になっており，薬物動態の項目にも正常者よりも血中濃度が高かったと記載されていた。

　＊＊機能が低下している患者は用量や副作用についてモニタリングに注意が必要と考えられたので，MRに発言の真意を尋ねたところ，「従来薬と比較して使いやすい」という意図であったとの説明を受けた。比較対象を示すことなく，使いやすさのみをPRしていたため，安全性について誤解を生じかねない事例であった。

■ポイント

　配慮が必要な患者について安全性を誇大に見せている。

---

⑫　使用上の注意を十分に認識せずにプロモーションを行った事例（2016年度）

■医薬品の種類

　骨粗鬆症治療薬

■問題のあった情報提供活動・資材

　MRによるプレゼンテーション（口頭説明）

■内容

　A社の骨粗鬆症治療薬の添付文書では，使用上の注意として，必要に応じてカルシウム及びビタミンDを補給する旨や，血清カルシウム値の変動に注意する旨が記載されていた。しかし，モニター医療機関で医師向けに行われた勉強会で，説明を行ったA社のMRは，血清カルシウム値の測定は必須ではないと認識しており，参加した医師はDI室に対して投与後の測定等は必要ないかどうかの問合せをした。この他，他のモニター医療機関では，A社のMRが当該医薬品について「急性期の副作用がなければ慢性期の副作用はない」といった趣旨の発言をしていたという報告もあった。

■ポイント

　副作用や安全性に関する理解・情報提供が十分でない。

---

⑬　禁忌があるにもかかわらず，投与前のスクリーニングを不要とPRした事例（2016年度）

■医薬品の種類

　乾癬治療剤

■問題のあった情報提供活動・資材

　製品情報概要

■内容

　A社の当該医薬品は動物実験で胚胎児毒性があったことから，添付文書には禁忌として，妊婦又は妊娠している可能性のある女性の記載があった。また，腎機能障害においても用量調節が必要とされているため，適正使用ガイドにおいては投与開始前の確認事項として8項目のチェックリストが作成されていた。

　このような投与前の確認事項がありながら，製品情報概要では製品特性の一つとして，投与前

のスクリーニングや投与中の臨床検査及び血中濃度測定を必要としない旨の記載があった。投与前のスクリーニングが必要にもかかわらずこのような表記をすることは，重大な副作用や医療事故につながる恐れがある。

■ポイント

禁忌及び投与前のスクリーニングと整合しない安全性を軽視したプロモーションを行っている。

- -

⑭　副作用事例があるにもかかわらず，安全性には問題がないとPRした事例 (2016年度)

■医薬品の種類

高血圧治療薬

■問題のあった情報提供活動・資材

MRによる口頭説明

■内容

モニター医療機関の医療関係者が，未採用の当該医薬品についてA社のMRから説明を受けた際に，添付文書やRMP（重要な特定されたリスク・重要な潜在的リスク）で副作用事項が挙がっているにもかかわらず，「当該医薬品への切り替えでは安全性はまったく問題ありません」とのコメントがあった。

■ポイント

副作用や安全性を軽視したプロモーションを行っている。

4 利益相反 (COI) に関連する事例 (カテゴリー4)

- -

①　メーカー主催のWebセミナーにて，発表者がCOIの開示をしなかった事例 (2020年度)

■医薬品の種類

（特定の製品ではない）

■問題のあった情報提供活動・資材

Webセミナー

■ポイント

メーカー主催のWebセミナーにて，発表者によるCOI開示が行われなかった。

■内容

メーカー主催のWebセミナーにて，いずれの発表者もCOI開示を行わなかった。発表者によれば，メーカーからCOI開示に関して求められなかったため，COIの表示を行わなかったとのことであった。

- -

②　Web講習会で利益相反に関するスライドが内容を確認できないほどの短時間しか提示されなかった事例 (2019年度)

■医薬品の種類

入眠剤

■問題のあった情報提供活動・資材

Web講習会

■ポイント
　Web講習会において，COIに関するスライドの表示時間が短く受講者が内容を確認することができなかった。
■内容
　Web講習会において，主催企業とのCOI関係が存在する演者の医師が，冒頭にCOIに関するスライドを提示した。ところが，COIスライドの提示時間が非常に短く，瞬きの間に消えてしまう程度であったため，内容を確認することができなかった。

---

③　製品紹介動画中で引用している論文のCOIを表示しなかった事例（2018年度）
■医薬品の種類
　鎮痛薬
■問題のあった情報提供活動・資材
　医療関係者向け情報サイト上の製品紹介動画
■内容
　医療関係者向け情報サイト上の製品紹介動画中で，本剤の安全性を示すために引用していた論文について，原著論文の責任著者は，本剤の製造販売企業の「医学専門アドバイザー」として報酬を得ているにもかかわらず，動画中ではその旨の表示はなかった。
■ポイント
　製品紹介動画において，原著論文のCOIを表示しなかった。

---

④　説明スライド中で引用している論文のCOIを表示しなかった事例（2018年度）
■医薬品の種類
　利尿薬
■問題のあった情報提供活動・資材
　プレゼンテーション用スライド
■内容
　院内説明会での説明スライド中で，本剤の有効性を示すために引用していた論文について，COIがあるにもかかわらず，スライド中ではその旨の表示がなかった。
■ポイント
　説明スライド中に，原著論文のCOIを表示しなかった。

---

⑤　引用文献に関するCOIについて明記しなかった事例（2016年度）
■医薬品の種類
　プロトンポンプ阻害薬
■問題のあった情報提供活動・資材
　パンフレット（2016年11月作成）
■内容
　A社からモニター医療機関の医療関係者に対して，当該医薬品の酸分泌抑制効果を紹介するパンフレットが渡された。パンフレットで引用されている文献の謝辞には「共著者に当該企業の従業員がいる」，「研究の資金提供は全額当該企業である」とのことが記載されていたが，パンフ

レット中にはその旨の記載がなかった。

■ポイント

製薬企業の関与の状況を明記していない。

---

⑥　COIに関する事項を記載していない事例 (2016年度)

■医薬品の種類

抗がん剤

■問題のあった情報提供活動・資材

企業のホームページ

■内容

　A社ホームページには，抗がん剤の製造における工夫について，いくつかの取組が紹介されていた。このうち，漏出リスク低減を目指しての取組を説明している箇所で，引用されている文献には共著者として当該企業の社員の名前が記載されていた。COIに該当すると考えられるが，当該ホームページにはCOIに関する記載がされていなかった。

■ポイント

製薬企業の関与の状況を明記していない。

5　その他の事例 (カテゴリー5)

---

①　適切な資料やデータを用いないで説明を行った事例 (2022年度)

■医薬品の種類

骨粗鬆症治療剤

■問題のあった情報提供活動・資材

企業担当者による説明

■ポイント

　レビュー論文があるのでエビデンスがないとまでは言えないが，概念図のみで効果が優れていると説明するのは適切ではなく，概念図の大元となった文献 (臨床効果を直接的に示す臨床試験のデータ) をもとに説明すべきである。

■内容

　院内での医薬品の宣伝許可を得るため，企業担当者が薬剤部に対して事前に情報提供内容の説明を行った。その際，企業担当者は概念図を示し，「本剤は＊＊よりもアナボリックウインドウが良く，骨吸収を過度に起こさないので優れている」と説明した。

　レビュー論文を確認すると，3つの薬剤の概念図が掲載されており，これらの薬剤が骨代謝効果を発揮する期間の概念的な考え方を示したものであることが確認できた。しかし，これはあくまでも概念図であり，実際の臨床効果を示したものではなかった。

-----

② 承認後1年以内につき長期処方が不可な医薬品を，倍量処方により長期処方が可能と説明した事例① (2020年度)

■医薬品の種類
不眠症治療薬

■問題のあった情報提供活動・資材
企業担当者による口頭説明

■ポイント
承認後1年以内につき長期処方が不可な医薬品について，倍量処方により28日分の処方が可能だと説明した。

■内容
新医薬品上市後の処方日数制限への対応として，「用法用量で認められた1日の上限量の半分の量を2錠14日分処方することで，実質的に28日分の処方ができる」という倍量処方に関する提案を医師に対して行った。

-----

③ 承認後1年以内につき長期処方が不可な医薬品を，倍量処方により長期処方が可能と説明した事例② (2019年度)

■医薬品の種類
鎮痛剤

■問題のあった情報提供活動・資材
企業担当者による口頭説明

■ポイント
承認後1年以内につき長期処方が不可の医薬品について，倍量処方により14日分以上の処方が可能だと説明した。

■内容
企業担当者 (MR) から医師に対して，薬事承認後1年以内のため長期処方不可の本剤について，倍量処方として実質14日分以上の処方が可能だとの説明を行った。

-----

④ 企業主催の講演会にて演者が主催企業の製品を過度に宣伝した事例 (2019年度)

■医薬品の種類
輸液類全般 (特定の製品ではない)

■問題のあった情報提供活動・資材
企業主催の講習会

■ポイント
企業主催の講演会での演者の説明も主催者企業が責任を負うが，演者が過度に主催企業の製品を宣伝した。

■内容
企業主催の講演会にて，演者が過度に主催企業の製品を宣伝した。

⑤ 臨床上必要な安定性データの提供に守秘義務契約が求められた事例 (2017年度)
■医薬品の種類
　抗がん剤
■問題のあった情報提供活動・資材
　MRによる情報提供
■内容
　A社の抗がん剤は保存剤を含んでいないため，投与時間を含め15時間以内に希釈液を投与することとされている。初回投与時は希釈後の液量が1000mLと大量になるうえ，投与速度に規定があるため，問題がなくても7時間近くかかってしまう。
　さらに，有害事象としてinfusion reactionが起こった場合は投与を中断し，状況に応じてinfusion reaction発現時の半分以下の投与速度で投与を再開することができると規定されており，最終的に投与終了時点で15時間を超えてしまう可能性が想定された。
　そのため，A社に対し15時間までの安定性の具体的なデータの提供を依頼したところ，社内秘データであり，守秘義務契約を締結しなければ提供できないとの回答であった。臨床上必要であるデータにもかかわらず手続きを経なければ情報提供ができない点は製薬企業の情報提供として問題があるのではないかと思われた。
■ポイント
　臨床上必要な情報提供については，医療関係者に提供することが必要。

⑥ 適正使用ガイドの提供に同意書が求められた事例 (2017年度)
■医薬品の種類
　C型肝炎治療薬
■問題のあった情報提供活動・資材
　MRによる情報提供
■内容
　A社のMRに，当該医薬品の適正使用ガイドのデータ提供を求めたところ，利用にあたり同意書の提出を要求された。適正使用ガイドであるにもかかわらず，利用や入手に制限を設けることは不適切であると思われた。なお，ホームページには適正使用ガイドを参考にするような文言の記載があったが，ダウンロードページには該当データが掲載されていなかった。
■ポイント
　臨床上必要な情報提供については，医療関係者に提供することが必要。

⑦ 他剤の効果がないように誤認させる，生存期間等を延長する"唯一の医薬品"と記した事例 (2016年度)
■医薬品の種類
　抗がん剤
■問題のあった情報提供活動・資材
　患者向け服用ハンドブック (2015年2月作成)

■内容

　A社が作成している，ある抗がん剤の患者向け服用ハンドブックの中に「服用により，生存期間や病気が進行するまでの期間を延長する効果が科学的に認められている唯一のお薬です」との説明があり，モニター医療機関の医療関係者はハンドブックを読んだ患者から，「この医薬品を使うまでの治療は何のために行っていたのか」との質問を受けた。当該医薬品の服用に至るまで治療期間が長い患者もいるため，それまでの治療に対する不信感を生みかねない内容といえる。

　確かに当該医薬品は特定の疾患に対する経口薬としては唯一の薬剤であるが，ハンドブックの記載では，当該医薬品ががん全般に対する唯一の治療法であり，他の治療は科学的に治療効果が認められないとの誤解を患者に与えかねないものであった。

■ポイント

　有効性が示された方法や効果の範囲の限定が十分でない中で"唯一の薬"と表現することで，患者に他剤の効果がないような事実誤認を与えかねない。

医薬品，医療機器等の品質，有効性及び安全性の確保等に関する法律（抜粋）

昭和35年8月10日法律第145号

第10章　医薬品等の広告

（誇大広告等）

第66条　何人も，医薬品，医薬部外品，化粧品，医療機器又は再生医療等製品の名称，製造方法，効能，効果又は性能に関して，明示的であると暗示的であるとを問わず，虚偽又は誇大な記事を広告し，記述し，又は流布してはならない。

2　医薬品，医薬部外品，化粧品，医療機器又は再生医療等製品の効能，効果又は性能について，医師その他の者がこれを保証したものと誤解されるおそれがある記事を広告し，記述し，又は流布することは，前項に該当するものとする。

3　何人も，医薬品，医薬部外品，化粧品，医療機器又は再生医療等製品に関して堕胎を暗示し，又はわいせつにわたる文書又は図画を用いてはならない。

【趣旨】

　本条は，医薬品等に関する虚偽又は誇大な広告を禁止した規定です。

【解説】

1　本条は，「何人」に対しても適用されます。必ずしも医薬品等の製造販売業者，販売業者等には限定されません（広告を行った新聞社，雑誌社等に対しても適用されます）。

2　虚偽又は誇大であるかどうかの具体的判断は，個々の事例について行われますが，この判断，指導の基準として，「医薬品等適正広告基準」（昭和55年10月9日薬発第1339号厚生省薬務局長通知）があります。これは，医薬品等による保健衛生上の危害を防止するため医薬品等の広告については，その内容が虚偽，誇大にならないようにするとともに，不適正な広告を排除し，一般消費者等が医薬品等に対し，誤った認識をもつことのないよう広告の適正化を図るためにつくられています。

3　「医師その他の者」とは，医師，歯科医師，薬剤師その他医薬品等の効能，効果又は性能に関し世人の認識に相当の影響を与える者をいいます。化粧品については，これらの者のほか，美容師，理容師等も含まれます。

https://www.mhlw.go.jp/file/06-Seisakujouhou-11120000-Iyakushokuhinkyoku/index_a.pdf より引用。

（特定疾病用の医薬品及び再生医療等製品の広告の制限）

第67条　政令で定めるがんその他の特殊疾病に使用されることが目的とされている医薬品又は再生医療等製品であつて，医師又は歯科医師の指導の下に使用されるのでなければ危害を生ずるおそれが特に大きいものについては，厚生労働省令で，医薬品又は再生医療等製品を指定し，その医薬品又は再生医療等製品に関する広告につき，医薬関係者以外の一般人を対象とする広告方法を制限する等，当該医薬品又は再生医療等製品の適正な使用の確保のために必要な

措置を定めることができる。

2　厚生労働大臣は，前項に規定する特殊疾病を定める政令について，その制定又は改廃に関する閣議を求めるには，あらかじめ，薬事・食品衛生審議会の意見を聴かなければならない。ただし，薬事・食品衛生審議会が軽微な事項と認めるものについては，この限りでない。

【趣旨】

　本条は，がんその他の特殊疾病に使用されることが目的とされている医薬品及び再生医療等製品の広告の制限に関する規定です。

【解説】

1　がん等の疾病に使用される医薬品及び再生医療等製品は，おおむね副作用が強いものが多く，使用に当たっては，高度な専門的知識が要求されます。このような医薬品及び再生医療等製品に関し，広告を無制限に認めると，その医薬品及び再生医療等製品の適正な使用を誤らせるおそれが多いとともに，適切な医療の機会を逸す結果にもなり，その弊害は重大ですので，本条により，このような医薬品及び再生医療等製品の広告の制限について必要な措置を定めることができることとされています。

2　政令で定める特殊疾病は，がん，肉腫及び白血病とされています。

3　これらの医薬品及び再生医療等製品の特殊疾病に関する広告は，現在，厚生労働省令では，医事又は薬事に関する記事を掲載する医薬関係者向けの新聞又は雑誌による場合その他主として医薬関係者を対象として行う場合のほかは，行ってはならないものと定められています。

https://www.mhlw.go.jp/file/06-Seisakujouhou-11120000-Iyakushokuhinkyoku/index_a.pdfより引用。

(承認前の医薬品，医療機器及び再生医療等製品の広告の禁止)

第68条　何人も，第14条第1項，第23条の2の5第1項若しくは第23条の2の23第1項に規定する医薬品若しくは医療機器又は再生医療等製品であつて，まだ第14条第1項，第19条の2第1項，第23条の2の5第1項，第23条の2の17第1項，第23条の25第1項若しくは第23条の37第1項の承認又は第23条の2の23第1項の認証を受けていないものについて，その名称，製造方法，効能，効果又は性能に関する広告をしてはならない。

【趣旨】

　本条は，承認(認証)前の医薬品，医療機器又は再生医療等製品の広告を禁止した規定です。

【解説】

　承認(認証)前においては，申請内容がそのとおり承認(認証)されるか否かは不明であり，承認(認証)前の広告は，承認(認証)内容のいかんにより，虚偽又は誇大な広告になるおそれがあるため，これを未然に防止するために本条が設けられています。

https://www.mhlw.go.jp/file/06-Seisakujouhou-11120000-Iyakushokuhinkyoku/index_a.pdfより引用。

(改善命令等)

第72条の4　第72条から前条までに規定するもののほか，厚生労働大臣は，医薬品，医薬部外品，化粧品，医療機器若しくは再生医療等製品の製造販売業者若しくは製造業者又は医療機器の修理業者について，都道府県知事は，薬局開設者，医薬品の販売業者，第39条第1項若しくは第39条の3第1項の医療機器の販売業者若しくは貸与業者又は再生医療等製品の販売業者について，その者にこの法律又はこれに基づく命令の規定に違反する行為があつた場合におい

て，保健衛生上の危害の発生又は拡大を防止するために必要があると認めるときは，その製造販売業者，製造業者，修理業者，薬局開設者，販売業者又は貸与業者に対して，その業務の運営の改善に必要な措置をとるべきことを命ずることができる。

（違反広告に係る措置命令等）

第72条の5　厚生労働大臣又は都道府県知事は，第66条第1項又は第68条の規定に違反した者に対して，その行為の中止，その行為が再び行われることを防止するために必要な事項又はこれらの実施に関連する公示その他公衆衛生上の危険の発生を防止するに足りる措置をとるべきことを命ずることができる。その命令は，当該違反行為が既になくなつている場合においても，次に掲げる者に対し，することができる。

一　当該違反行為をした者

二　当該違反行為をした者が法人である場合において，当該法人が合併により消滅したときにおける合併後存続し，又は合併により設立された法人

三　当該違反行為をした者が法人である場合において，当該法人から分割により当該違反行為に係る事業の全部又は一部を承継した法人

四　当該違反行為をした者から当該違反行為に係る事業の全部又は一部を譲り受けた者

（課徴金納付命令）

第75条の5の2　第66条第1項の規定に違反する行為（以下「課徴金対象行為」という。）をした者（以下「課徴金対象行為者」という。）があるときは，厚生労働大臣は，当該課徴金対象行為者に対し，課徴金対象期間に取引をした課徴金対象行為に係る医薬品等の対価の額の合計額（次条及び第75条の5の5第8項において「対価合計額」という。）に百分の四・五を乗じて得た額に相当する額の課徴金を国庫に納付することを命じなければならない。

2　前項に規定する「課徴金対象期間」とは，課徴金対象行為をした期間（課徴金対象行為をやめた後そのやめた日から六月を経過する日（同日前に，課徴金対象行為者が，当該課徴金対象行為により当該医薬品等の名称，製造方法，効能，効果又は性能に関して誤解を生ずるおそれを解消するための措置として厚生労働省令で定める措置をとつたときは，その日）までの間に課徴金対象行為者が当該課徴金対象行為に係る医薬品等の取引をしたときは，当該課徴金対象行為をやめてから最後に当該取引をした日までの期間を加えた期間とし，当該期間が三年を超えるときは，当該期間の末日から遡つて三年間とする。）をいう。

3　第1項の規定にかかわらず，厚生労働大臣は，次に掲げる場合には，課徴金対象行為者に対して同項の課徴金を納付することを命じないことができる。

一　第72条の4第1項又は第72条の5第1項の命令をする場合（保健衛生上の危害の発生又は拡大に与える影響が軽微であると認められる場合に限る。）

二　第75条第1項又は第75条の2第1項の処分をする場合

4　第1項の規定により計算した課徴金の額が二百二十五万円未満であるときは，課徴金の納付を命ずることができない。

（不当景品類及び不当表示防止法の課徴金納付命令がある場合等における課徴金の額の減額）

第75条の5の3　前条第1項の場合において，厚生労働大臣は，当該課徴金対象行為について，当該課徴金対象行為者に対し，不当景品類及び不当表示防止法（昭和37年法律第134号）第8条第1項の規定による命令があるとき，又は同法第11条の規定により課徴金の納付を命じないものとされるときは，対価合計額に百分の三を乗じて得た額を当該課徴金の額から減額するもの

とする。

（課徴金対象行為に該当する事実の報告による課徴金の額の減額）

第75条の5の4　第75条の5の2第1項又は前条の場合において，厚生労働大臣は，課徴金対象行為者が課徴金対象行為に該当する事実を厚生労働省令で定めるところにより厚生労働大臣に報告したときは，同項又は同条の規定により計算した課徴金の額に百分の五十を乗じて得た額を当該課徴金の額から減額するものとする。ただし，その報告が，当該課徴金対象行為についての調査があつたことにより当該課徴金対象行為について同項の規定による命令（以下「課徴金納付命令」という。）があるべきことを予知してされたものであるときは，この限りでない。

（課徴金納付命令に対する弁明の機会の付与）

第75条の5の6　厚生労働大臣は，課徴金納付命令をしようとするときは，当該課徴金納付命令の名宛人となるべき者に対し，弁明の機会を与えなければならない。

（弁明の機会の付与の方式）

第75条の5の7　弁明は，厚生労働大臣が口頭ですることを認めたときを除き，弁明を記載した書面（次条第1項において「弁明書」という。）を提出してするものとする。

2　弁明をするときは，証拠書類又は証拠物を提出することができる。

（課徴金納付命令の方式等）

第75条の5の10　課徴金納付命令（第75条の5の5第8項の規定による変更後のものを含む。以下同じ。）は，文書によつて行い，課徴金納付命令書には，納付すべき課徴金の額，課徴金の計算の基礎及び当該課徴金に係る課徴金対象行為並びに納期限を記載しなければならない。

2　課徴金納付命令は，その名宛人に課徴金納付命令書の謄本を送達することによつて，その効力を生ずる。

3　第1項の課徴金の納期限は，課徴金納付命令書の謄本を発する日から七月を経過した日とする。

第18章　罰則

第85条　次の各号のいずれかに該当する者は，二年以下の懲役若しくは二百万円以下の罰金に処し，又はこれを併科する。

一～三（略）

四　第66条第1項又は第3項の規定に違反した者

五　第68条の規定に違反した者

六～十（略）

第86条　次の各号のいずれかに該当する者は，一年以下の懲役若しくは百万円以下の罰金に処し，又はこれを併科する。

一～十六（略）

十七　第67条の規定に基づく厚生労働省令の定める制限その他の措置に違反した者

十八～二十七（略）

第90条　法人の代表者又は法人若しくは人の代理人，使用人その他の従業者が，その法人又は人の業務に関して，次の各号に掲げる規定の違反行為をしたときは，行為者を罰するほか，その法人に対して当該各号に定める罰金刑を，その人に対して各本条の罰金刑を科する。

一（略）

二　第84条（第三号，第五号，第六号，第八号，第十三号，第十五号，第十八号から第二十一

号まで及び第二十三号から第二十七号（第70条第3項及び第76条の7第2項の規定に係る部
分を除く。）までに係る部分を除く。），第85条，第86条第1項，第86条の3第1項，第87条
又は第88条　各本条の罰金刑

医薬品，医療機器等の品質，有効性及び安全性の確保等に関する法律施行令（抜粋）

昭和36年1月26日政令第11号

第10章　医薬品等の広告

第64条　法第67条第1項に規定する特殊疾病は，がん，肉腫（しゅ）及び白血病とする。

医薬品，医療機器等の品質，有効性及び安全性の確保等に関する法律施行規則（抜粋）

昭和36年2月1日厚生省令第1号

第8章　医薬品等の広告

第228条の10　法第67条第1項の規定により指定する医薬品又は再生医療等製品は，別表第五*のとおりとする。

2　前項に規定する医薬品又は再生医療等製品の令第64条に規定する特殊疾病に関する広告は，医事又は薬事に関する記事を掲載する医薬関係者向けの新聞又は雑誌による場合その他主として医薬関係者を対象として行う場合のほか，行つてはならない。

---

* 別表第五については，https://www.mhlw.go.jp/web/t_doc?dataId=81006000&dataType=0 もしくは https://elaws.e-gov.go.jp/document?lawid=336M50000100001 を参照。

薬事法における医薬品等の広告の該当性について

平成10年9月29日医薬監第148号

都道府県衛生主管部（局）長あて　厚生省医薬安全局監視指導課長通知

　医薬品等の広告に係る監視指導については，薬事法第66条から第68条までの規定に基づき実施しているところであるが，近年，新聞，雑誌，テレビ等の従来の広告媒体に加えインターネットが普及しつつあり，情報伝達経路の多様化，国際化が進捗している。また，医薬品等がいわゆる「個人輸入」により国内に輸入され，その輸入手続きに介在する輸入代行業者の広告の中にも医薬品等について取り扱われている状況が散見される。

　薬事法における医薬品等の広告の該当性については，かねてより，下記のいずれの要件も満たす場合，これを広告に該当するものと判断しているので，ご了知の上，今後とも薬事法に基づく広告の監視指導について，よろしくご配慮を煩わせたい。

記

　顧客を誘引する（顧客の購入意欲を昂進させる）意図が明確であること

　特定医薬品等の商品名が明らかにされていること

　一般人が認知できる状態であること

医薬品等適正広告基準の改正について

平成29年9月29日薬生発0929第4号

各都道府県・保健所設置市長・特別区長あて　厚生労働省医薬・生活衛生局長通知

　医薬品，医薬部外品，化粧品，医療機器及び再生医療等製品（以下「医薬品等」という。）の広告については，医薬品，医療機器等の品質，有効性及び安全性の確保等に関する法律（昭和35年法律第145号）第66条から第68条までの規定及び「医薬品等適正広告基準について」（昭和55年10月9日付け薬発第1339号厚生省薬務局長通知，改正平成14年3月28日医薬発第0328009号厚生労働省医薬局長通知。以下「旧通知」という。）に基づき，都道府県等を中心として監視指導が行われているところです。

　医薬品等の広告を巡る環境の変化に伴い，今般，一般用医薬品及び指定医薬部外品に関する部分を中心に見直しの検討を行い，別紙のとおり医薬品等適正広告基準を全面的に改正しました。つきましては，貴管下関係業者，関係団体等に対し，周知方御取り計らいの上，医薬品等の広告に係る監視指導について格段の御配慮をお願いいたします。

　なお，本通知をもって，旧通知は廃止します。

医薬品等適正広告基準

第1（目的）

　この基準は，医薬品，医薬部外品，化粧品，医療機器及び再生医療等製品（以下「医薬品等」という。）の広告が虚偽，誇大にわたらないようにするとともにその適正を図ることを目的とする。

第2（対象となる広告）

　この基準は，新聞，雑誌，テレビ，ラジオ，ウェブサイト及びソーシャル・ネットワーキング・サービス等のすべての媒体における広告を対象とする。

第3（広告を行う者の責務）

1　医薬品等の広告を行う者は，使用者が当該医薬品等を適正に使用することができるよう，正確な情報の伝達に努めなければならない。
2　医薬品等の広告を行う者は，医薬品等の本質に鑑み，医薬品等の品位を損なう又は信用を傷つけるおそれのある広告は行ってはならない。

第4（基準）

1　名称関係
(1) 承認又は認証を要する医薬品等の名称についての表現の範囲

　医薬品，医療機器等の品質，有効性及び安全性の確保等に関する法律（昭和35年法律第145号。以下「法」という。）第14条又は第23条の2の5若しくは第23条の25の規定に基づく承認並びに法第23条の2の23の規定に基づく認証（以下「承認等」という。）を受けた名称又は一般的名称以外の名称を，別に定める場合を除き使用してはならない。

　ただし，一般用医薬品及び医薬部外品においては，共通のブランド製品の共通部分のみを用いることは差し支えない。

(2) 承認等を要しない医薬品等の名称についての表現の範囲

　承認等を要しない医薬品等については，日本薬局方に定められた名称，法第14条の9若しくは第23条の2の12の規定に基づく届出を行った一般的名称又は届け出た販売名以外の名称を，別に定める場合を除き使用してはならない。

　なお，販売名はその医薬品等の製造方法，効能効果及び安全性について事実に反する認識を得させるおそれのあるものであってはならない。

2　製造方法関係

　医薬品等の製造方法について実際の製造方法と異なる表現又はその優秀性について事実に反する認識を得させるおそれのある表現をしてはならない。

3　効能効果，性能及び安全性関係

(1) 承認等を要する医薬品等についての効能効果等の表現の範囲

　承認等を要する医薬品等の効能効果又は性能（以下「効能効果等」という。）についての表現は，明示的又は暗示的であるか否かにかかわらず承認等を受けた効能効果等の範囲をこえてはならない。

(2) 承認等を要しない医薬品等についての効能効果等の表現の範囲

承認等を要しない医薬品等（化粧品を除く。）の効能効果等の表現は，医学，薬学上認められている範囲をこえてはならない。

また，承認を要しない化粧品の効能効果についての表現は，平成23年7月21日薬食発第0721第1号医薬食品局長通知「化粧品の効能の範囲の改正について」に定める範囲をこえてはならない。

(3) 医薬品等の成分等及び医療機器の原材料等についての表現の範囲

医薬品等の成分及びその分量又は本質等並びに医療機器の原材料，形状，構造及び原理について，承認書等への記載の有無にかかわらず，虚偽の表現，不正確な表現等を用い効能効果等又は安全性について事実に反する認識を得させるおそれのある広告をしてはならない。

(4) 用法用量についての表現の範囲

医薬品等の用法用量について，承認等を要する医薬品等にあっては承認等を受けた範囲を，承認等を要しない医薬品等にあっては医学，薬学上認められている範囲をこえた表現，不正確な表現等を用いて効能効果等又は安全性について事実に反する認識を得させるおそれのある広告をしてはならない。

(5) 効能効果等又は安全性を保証する表現の禁止

医薬品等の効能効果等又は安全性について，具体的効能効果等又は安全性を摘示して，それが確実である保証をするような表現をしてはならない。

(6) 効能効果等又は安全性についての最大級の表現又はこれに類する表現の禁止

医薬品等の効能効果等又は安全性について，最大級の表現又はこれに類する表現をしてはならない。

(7) 効能効果の発現程度についての表現の範囲

医薬品等の速効性，持続性等についての表現は，医学，薬学上認められている範囲をこえてはならない。

(8) 本来の効能効果等と認められない表現の禁止

医薬品等の効能効果等について本来の効能効果等とは認められない効能効果等を表現することにより，その効能効果等を誤認させるおそれのある広告を行ってはならない。

4 過量消費又は乱用助長を促すおそれのある広告の制限

医薬品等について過量消費又は乱用助長を促すおそれのある広告を行ってはならない。

5 医療用医薬品等の広告の制限

(1) 医師若しくは歯科医師が自ら使用し，又はこれらの者の処方せん若しくは指示によって使用することを目的として供給される医薬品及び再生医療等製品については，医薬関係者以外の一般人を対象とする広告を行ってはならない。

(2) 医師，歯科医師，はり師等医療関係者が自ら使用することを目的として供給される医療機器で，一般人が使用するおそれのないものを除き，一般人が使用した場合に保健衛生上の危害が発生するおそれのあるものについても(1)と同様にするものとする。

6 一般向広告における効能効果についての表現の制限

医師又は歯科医師の診断若しくは治療によらなければ一般的に治癒が期待できない疾患について，医師又は歯科医師の診断若しくは治療によることなく治癒ができるかの表現は，医薬関係者以外の一般人を対象とする広告に使用してはならない。

7 習慣性医薬品の広告に付記し，又は付言すべき事項

　法第50条第11号の規定に基づき厚生労働大臣の指定する医療用医薬品について広告する場合には，習慣性がある旨を付記し，又は付言しなければならない。

8 使用及び取扱い上の注意について医薬品等の広告に付記し，又は付言すべき事項

　使用及び取扱い上の注意を特に喚起する必要のある医薬品等について広告する場合は，それらの事項を，又は使用及び取扱い上の注意に留意すべき旨を，付記し又は付言しなければならない。

　ただし，看板等の工作物で商品名のみを広告する場合はこの限りではない。

9 他社の製品の誹謗広告の制限

　医薬品等の品質，効能効果，安全性その他について，他社の製品を誹謗するような広告を行ってはならない。

10 医薬関係者等の推せん

　医薬関係者，理容師，美容師，病院，診療所，薬局，その他医薬品等の効能効果等に関し，世人の認識に相当の影響を与える公務所，学校又は学会を含む団体が指定し，公認し，推せんし，指導し，又は選用している等の広告を行ってはならない。

　ただし，公衆衛生の維持増進のため公務所又はこれに準ずるものが指定等をしている事実を広告することが必要な場合等特別の場合はこの限りでない。

11 懸賞，賞品等による広告の制限

(1)過剰な懸賞，賞品等射こう心を煽る方法による医薬品等又は企業の広告を行ってはならない。

(2)懸賞，賞品として医薬品を授与する旨の広告を行ってはならない。

　ただし，家庭薬を見本に提供する程度であればこの限りではない。

(3)医薬品等の容器，被包等と引換えに医薬品を授与する旨の広告を行ってはならない。

12 不快，迷惑，不安又は恐怖を与えるおそれのある広告の制限

　広告に接した者に，不快，迷惑，不安又は恐怖を与えるおそれのある表現や方法を用いた広告を行ってはならない。

　特に，電子メールによる広告を行う際は，次の方法によらなければならない。

(1)医薬品販売業者の電子メールアドレス等の連絡先を表示すること。

(2)消費者の請求又は承諾を得ずに一方的に電子メールにより広告を送る場合，メールの件名欄に広告である旨を表示すること。

(3)消費者が，今後電子メールによる広告の受け取りを希望しない場合，その旨の意思を表示するための方法を表示するとともに，意思表示を示した者に対しては，電子メールによる広告の提供を行ってはならないこと。

13 テレビ，ラジオの提供番組等における広告の取扱い

(1)テレビ，ラジオの提供番組又は映画演劇等において出演者が特定の医薬品等の品質，効能効果等，安全性その他について言及し，又は暗示する行為をしてはならない。

(2)テレビ，ラジオの子ども向け提供番組における広告については，医薬品等について誤った認識を与えないよう特に注意しなければならない。

14 医薬品の化粧品的若しくは食品的用法又は医療機器の美容器具的若しくは健康器具的用法についての表現の制限

　医薬品について化粧品的若しくは食品的用法を又は医療機器について美容器具的若しくは健康器具的用法を強調することによって消費者の安易な使用を助長するような広告を行ってはならない。

医薬品等適正広告基準の解説及び留意事項等について

平成29年9月29日薬生監麻発0929第5号
各都道府県・保健所設置市・特別区薬務主管部（局）長あて
厚生労働省医薬・生活衛生局監視指導・麻薬対策課長通知

　医薬品，医薬部外品，化粧品，医療機器及び再生医療等製品（以下「医薬品等」という。）の広告を巡る環境の変化に伴い，今般，医薬品等適正広告基準について改正を行い，「医薬品等適正広告基準の改正について」（平成29年9月29日薬生発0929第4号厚生労働省医薬・生活衛生局長通知）を発出しました。

　これに伴い，医薬品等適正広告基準の解説及び留意事項等を別紙のとおり示しますので，貴管下関係業者，関係団体等に対し，周知方御取り計らいの上，医薬品等の広告に係る監視指導について格段の御配慮をお願いいたします。

　なお，本通知をもって，「医薬品等適正広告基準について」（昭和55年10月9日薬監第121号厚生省薬務局監視指導課長通知）は廃止します。

別紙

医薬品等適正広告基準の解説及び留意事項等（関連部分抜粋）

1　広告が消費者に与える効果は，その表現，内容だけでなく，利用される媒体の性質，広告表現全体の構成や説明の文脈，更には世相によっても異なる。

　　従って，ある広告が違反広告に当たるか否かの評価については，当解説及び留意事項等に記載されている事例や文面のみから形式的に判断されるべきではなく，各種の要素を総合的に考慮して判断する必要があることに留意しなければならない。

2　医薬品等適正広告基準（以下，「本基準」という。）の運用にあたって留意すべき事項は次のとおりである。

(1) 本基準のうち，「第4」の「1」から「3」までは，医薬品，医療機器等の品質，有効性及び安全性の確保等に関する法律（昭和35年法律第145号。以下「法」という。）第66条第1項の解釈について示したものである。また「第4」の「4」以降については，医薬品等の本質に鑑み，その広告の適正を図るため，医薬品等について，消費者の使用を誤らせる，乱用を助長させる，又は信用を損なうことがないよう遵守すべき事項を示したものである。

(2) 本基準の運用にあたっては，医薬関係者を対象とする広告と一般人を対象とする広告，医薬品広告，医療機器広告，化粧品広告等，それぞれの広告の性格の違いを勘案し，画一的な取扱いを避けるよう配慮する。

　　(注) 広告の効果は広告を仲立ちとする広告主と消費者の相対的関係によって変化するものであるため，広告主は広告する商品の特性，広告の受け手のニーズを考慮して広告を制作する必要がある。本項は広告基準のあてはめにあたってもこの点に留意すべきことを示したものである。

(3) 本基準「第3（広告を行う者の責務）」は，医薬品等の広告を行う者が一般的に留意すべき事項を示したものである。

〈医薬品等適正広告基準〉

第1（目的）

　　この基準は，医薬品，医薬部外品，化粧品，医療機器及び再生医療等製品（以下「医薬品等」という。）の広告が虚偽，誇大にわたらないようにするとともにその適正を図ることを目的とする。

第2（対象となる広告）

　　この基準は，新聞，雑誌，テレビ，ラジオ，ウェブサイト及びソーシャル・ネットワーキング・サービス等のすべての媒体における広告を対象とする。

　本項は，広告に利用される媒体の多様化が進んでいることに鑑み，本基準が媒体を問わず適用されることを明示したものである。

> 第3（広告を行う者の責務）
> 1　医薬品等の広告を行う者は，使用者が当該医薬品等を適正に使用することができるよう，正確な情報の伝達に努めなければならない。
> 2　医薬品等の広告を行う者は，医薬品等の本質に鑑み，医薬品等の品位を損なう又は信用を傷つけるおそれのある広告は行ってはならない。

(1) 本項の1は，広告対象となった医薬品等を使用者が適正に使用することができるよう，広告主，広告媒体等，医薬品等の広告業務に従事する者が，広告の制作又は新聞，雑誌等への掲載基準による審査にあたって，それぞれの立場から，正確な情報の伝達に努めることを求めたものである。

(2) 医薬品等は，その特殊性に鑑みて，品位のある広告が要求される。また，ふざけたもの，嫌悪感を与えるもの，性的表現等で医薬品等の信用を損なうような広告は行わないこと。

(3) アニメーションを用いる場合，あまりにも誇張されたもの，品位に欠けるもの，視聴者に不快感，嫌悪感などを与えるような広告は行わないこと。

(4) 語呂合せは，本項に抵触する場合が多いため注意すること。

> 第4（基準）
> 1　名称関係
> (1) 承認又は認証を要する医薬品等の名称についての表現の範囲
> 　医薬品，医療機器等の品質，有効性及び安全性の確保等に関する法律（昭和35年法律第145号。以下「法」という。）第14条又は第23条の2の5若しくは第23条の25の規定に基づく承認並びに法第23条の2の23の規定に基づく認証（以下「承認等」という。）を受けた名称又は一般的名称以外の名称を，別に定める場合を除き使用してはならない。
> 　ただし，一般用医薬品及び医薬部外品においては，共通のブランド製品の共通部分のみを用いることは差し支えない。
> (2) 承認等を要しない医薬品等の名称についての表現の範囲
> 　承認等を要しない医薬品等については，日本薬局方に定められた名称，法第14条の9若しくは第23条の2の12の規定に基づく届出を行った一般的名称又は届け出た販売名以外の名称を，別に定める場合を除き使用してはならない。
> 　なお，販売名はその医薬品等の製造方法，効能効果及び安全性について事実に反する認識を得させるおそれのあるものであってはならない。

〈共通〉
(1) 名称の広告について
　本項は，医薬品等の名称について広告する場合，他のものと同一性を誤認させないようにその表現の範囲を示したものである。

(2) 名称の略称について
　広告の前後の関係等から総合的にみて医薬品等の同一性を誤認させるおそれがない場合において，ブランド名等の販売名の共通部分のみを用いる場合など名称について略称を使用する場合は，必ず販売名を付記又は付言することにより明示しなければならない。

なお，名称の表現については明確に行うものとし，名称と判断できないような小さな字句等で表現することは認められない。

(3) 名称の仮名又はふりがな等について

「漢字」の名称で承認等を受けた医薬品等については，その名称の一部又は全部を「仮名」，「アルファベット」等で置き換えること又はこの逆の行為を行ってはならない。

ただし，医薬品等の同一性を誤認させるおそれがない範囲で，「漢字」に「ふりがな」をふること及びアルファベットを併記することは差し支えない。

(4) 愛称について

①　医薬品及び再生医療等製品については，愛称を使用してはならない。

　　また，医薬部外品，化粧品及び医療機器については，広告の前後の関係等から総合的にみて，同一性を誤認させるおそれがない場合において愛称を使用することは差し支えない。ただし，その場合，販売名に使用することができないものを愛称として使用することは認められない。

②　愛称を使用する製品について，愛称を広告に用いる場合は，同広告中に承認等を受けた名称又は一般的名称若しくは届出を行った一般的名称又は届け出た販売名を付記又は付言することにより明示しなければならない。（化粧品を除く。）

2　製造方法関係

医薬品等の製造方法について実際の製造方法と異なる表現又はその優秀性について事実に反する認識を得させるおそれのある表現をしてはならない。

〈共通〉

(1) 製造方法等の優秀性について

本項は，製造方法について広告する場合の表現の範囲を示したものである。製造方法について「最高の技術」，「最先端の製造方法」等最大級の表現又は「近代科学の枠を集めた製造方法」，「理想的な製造方法」，「家伝の秘法により作られた…」等最大級の表現に類する表現は，その優秀性について事実に反して誇大に誤認させるおそれがあるため認められない。

なお，製造部門，品質管理部門，研究部門等を広告の題材として使用することは，事実であり，製造方法等の優秀性や他社・他製品との比較において誤認を与えない場合に限り差し支えない。この場合，本基準第4の9「他社の製品の誹謗広告の制限」にも抵触する恐れがあることに留意すること。

(2) 特許について

特許に関する虚偽又は誇大な広告を行った場合は本項に抵触する。なお，特許が事実である場合は，本基準第4の10「医薬関係者等の推せん」により取扱う。

(3) 研究について

各製造販売業者等が，その製品にかかわる研究内容を述べる場合は，事実を正確に，強調せずに表現すること。

> 3　効能効果，性能及び安全性関係
> (1) 承認等を要する医薬品等についての効能効果等の表現の範囲
> 　承認等を要する医薬品等の効能効果又は性能（以下「効能効果等」という。）についての表現は，明示的又は暗示的であるか否かにかかわらず承認等を受けた効能効果等の範囲をこえてはならない。

　本基準第4の3「効能効果，性能及び安全性関係」の各項は，医薬品等の効能効果等について広告する場合の表現の範囲を示したものである。

〈共通〉

(1) 承認等された効能効果等以外の効能効果等について

　医薬品等が承認等されている効能効果等以外の効能効果等を実際に有しており，追加申請すればその効能効果等が実際に承認等されうる場合であっても，その未承認等の効能効果等を広告してはならない。

(2) 未承認等の効能効果等の表現について

　未承認等の効能効果等の表現については，薬理学的に当該医薬品等の作用と関係あるものは本項に違反し，薬理学的に当該医薬品等の作用とは認められないものは本基準第4の3(8)「本来の効能効果等と認められない表現の禁止」に違反する。

(3) 効能効果等の副次的効果の表現について

　効能効果等の二次的，三次的効果等の表現は，本項に抵触するため行わないこと。

　また，本基準第4の3(8)「本来の効能効果等と認められない表現の禁止」も参照すること。

(4) 効能効果等のしばりの表現について

　① 　効能効果等のしばりの表現について

　　　承認された効能効果等に一定の条件，いわゆるしばりの表現が付されている医薬品等の広告を行う際は，②の場合を除きしばり表現を省略することなく正確に付記又は付言すること。

　　　この場合，しばり部分とその他の部分について，同等の広告効果が期待できるような方法により広告を行うこと。

　　　なお，紙面が狭い場合でも同様とする。

　② 　効能効果等のしばり表現の省略について

　　　テレビ，ラジオにおける効能効果等のしばり表現は，当面，漢方製剤に限り省略できるものとするが，その場合は必ず「この○○○は，体質，症状に合わせてお飲みください。」等の注意喚起の旨を付記又は付言しなければならない。

(5) 同系統の数種の医薬品等を単一の広告文で広告する場合について

　同系統の数種の医薬品等を単一の広告文で広告する場合の効能効果の表現は，それらの医薬品等に共通する効能効果等でなければならない。

(6) 医薬品，医薬部外品，化粧品，医療機器又は再生医療等製品の同一紙面での広告について

　医薬品，医薬部外品，化粧品，医療機器又は再生医療等製品を同一紙面又はテレビ等で同時に広告を行う場合には，相互に相乗効果を得るような誤解を招く広告又は科学的根拠に基づかず併用を促すような広告（医薬品及び指定医薬部外品に限る。）は行わないこと。

　なお，医薬部外品については，「医薬部外品」である旨（新指定及び新範囲医薬部外品の場合は「指定医薬部外品」の旨）を明記すること。

(7) 個々の成分の効能効果等について

　数種の成分からなる医薬品等について，その個々の成分についての効能効果の説明を行う場合及び医薬品等の作用機序を説明することは，医学，薬学上認められており，かつ，その医薬品等の承認等されている効能効果等の範囲をこえない場合に限り差し支えない。

　ただし，漢方薬又は漢方製剤の効果は，配合された生薬の薬効とは直接関係がないため，個々の成分の薬理作用を説明することは認められない。

(8) 複数の効能効果を有する医薬品等の広告について

　複数の効能効果を有する医薬品等を広告する場合，そのうちから，特定の一つの効能効果等を広告することは差し支えない。

　① 「○○剤」という表現について

　　　「○○剤」という表現は，「解熱鎮痛消炎剤」のように薬効分類として認められており，しかも分類が適当である場合は認められる。従って，例えば「食欲増進剤」のような表現は認められない。

　　　なお，その表現が効能効果，作用等から十分に実証できる場合は，具体的事例ごとに検討する。

　② 「○○専門薬」等の表現について

　　　特定の疾患を対象としたもの，例えば「胃腸病の専門薬」，「皮膚病の専門薬」などの表現は，本項又は本基準第4の3(4)「用法用量についての表現の範囲」に抵触するおそれがあり，かつ，医薬品等の広告の表現としては好ましくないため，承認を受けた名称である場合以外は認められない。

---

(2) 承認等を要しない医薬品等についての効能効果等の表現の範囲

　承認等を要しない医薬品等（化粧品を除く。）の効能効果等の表現は，医学，薬学上認められている範囲をこえてはならない。

〈共通〉

　効能効果等の表現が「医学，薬学上認められている範囲内」であるか否かの判断については，国内外の文献および専門家の意見などを参考にすること。

〈医薬品〉

(1) 承認を要しない医薬品の効能効果等について

　承認を要しない日本薬局方収載医薬品の効能効果，用法用量については，「局方医薬品の承認申請の手引き」（日本公定書協会編）などに記載されている「効能又は効果」及び「用法及び用量」を参考にすること。

　また，「承認を要せず主として製剤補助剤として用いられる局方医薬品の「効能又は効果」及び「用法及び用量」の記載方法について」（昭和61年6月25日局方薬品協議会）についても併せて参考にすること。

> (3) 医薬品等の成分等及び医療機器の原材料等についての表現の範囲
>
> 　医薬品等の成分及びその分量又は本質等並びに医療機器の原材料，形状，構造及び原理について，承認書等への記載の有無にかかわらず，虚偽の表現，不正確な表現等を用い効能効果等又は安全性について事実に反する認識を得させるおそれのある広告をしてはならない。

〈共通〉

(1) 成分等について

　医薬品等の成分及びその分量又は本質等並びに医療機器の原材料，形状，構造及び原理について，例えば医薬品の場合にはその有効成分が男性ホルモンであるものを両性ホルモンであるとする，単味であるものを総合，複合等とする，又は「高貴薬配合」，「デラックス処方」等とするような表現は認められない。

(2) 特定成分の未配合表現について

　特定の薬物（カフェイン，ナトリウム，ステロイド，抗ヒスタミン等）を配合していない旨の広告は，他社誹謗又は安全性の強調とならない限り，その理由を併記した上で行うことは差し支えない。

　なお，付随して2次的効果を訴えないこと。

(3) 配合成分の表現について

　① 「各種…」，「数種…」等の表現について

　　　配合成分の表現の仕方で「各種ビタミンを配合した…」，「数種のアミノ酸配合…」のように「各種…」，「数種…」という表現は不正確で，かつ誤認させ易いので，配合されている成分名は具体的に全部が列挙されている場合の他は使用しないこと。

　② 配合成分数の表現について

　　　配合成分の表現の仕方で「10種のビタミンを配合…」，「15種類の生薬を配合…」のように配合成分数をあげることは事実である限りは差し支えないが，強調表現とならないように注意すること。

　③ 特定成分の表現について

　　　配合成分の表現の仕方で「ゴオウ配合…」のように配合成分中の特定成分を取り出して表現する場合は，この表現成分が有効成分であり，しかも承認された効能効果等と関連がある場合に限ること。

　　　ただし，一般用医薬品においては，添加物成分に添加物である旨及び承認書に記載されている配合目的を明記することは差し支えない。なお，有効成分であるかのような表現はしないこと。

(4) 原産国の表現について

　製品を輸入して販売する場合又はバルクを輸入して国内で小分け製造する場合には，「スイス生まれの○○」，「ドイツ生薬○○」又は「イギリス製」等と表現できるが，原料を輸入して国内で製造した場合には，これらの表現では原料の輸入による国内製造を製品の輸入と誤認するおそれがあるため，「スイスから原料を輸入し，製造した」等正確に記載すること。

　なお，原産国の表示の方法については，「化粧品の表示に関する公正競争規約施行規則」（平成27年7月21日承認公取委572号，消表対第966号）を参考にすること。

(5) 安全性関係について

　本項は，「天然成分を使用しているので副作用がない」，「誤操作の心配のない安全設計」等のような表現を認めない趣旨である。

(6) 配合成分の略記号表示について

　配合成分をアルファベット等の略号・記号等で表現した場合に，何という成分なのか不明であり，あたかも優れた成分又は新しい成分が配合されているかのような誤解を生じるおそれがあるため，本来の成分名が明確に説明してある場合以外は行わないこと。

〈医薬品〉

(1) 一般用医薬品における「漢方処方」等の表現について

　一般用医薬品で，「漢方処方」，「漢方製剤」等と表現できる範囲は，一般用漢方製剤承認基準に定められているもの，医療用医薬品の漢方製剤と同一処方であるもの及び承認を受けた販売名に漢方の名称が付されているものとする。

　なお，製剤自体が漢方製剤でないものについて，例えば『漢方処方の「○○○エキス」に西洋薬を配合』のようにその処方の一部が漢方処方である旨を示すことは，当該配合剤が漢方製剤である又は漢方製剤よりも優秀であるかの印象を与え，安全性等について誤解を招くこととなるため認められない。

(2) 一般用医薬品における「生薬配合」又は「生薬製剤」の表現について

　① 「生薬配合」の表現については，有効成分の一部に生薬が配合されており，しかも承認された効能効果等と関連がある場合に限り使用して差し支えない。

　② 「生薬製剤」の表現については，有効成分の全てが生薬のみから構成されている場合に限り使用して差し支えない。

---

(4) 用法用量についての表現の範囲

　医薬品等の用法用量について，承認等を要する医薬品等にあっては承認等を受けた範囲を，承認等を要しない医薬品等にあっては医学，薬学上認められている範囲をこえた表現，不正確な表現等を用いて効能効果等又は安全性について事実に反する認識を得させるおそれのある広告をしてはならない。

〈共通〉

(1) 併用に関する表現について

　併用に関する表現は認められない。ただし，承認等により併用を認められた医薬品等及び化粧品（「化粧品基準及び医薬部外品の製造販売承認申請に関する質疑応答集（Q&A）について」（平成28年3月30日付厚生労働省医薬・生活衛生局審査管理課事務連絡）で定める範囲）を除く。

　なお，化粧品などを順次使用することの表現は差し支えない。

(2) 安全性に関する表現について

　「いくら飲んでも副作用がない」，「使用法を問わず安全である」等のような表現は認められない。

(3) 複数の用法用量がある場合の表現について

　複数の用法用量がある場合において，1つの用法用量のみ又は特定の用法用量のみを強調することは，効能効果等について事実に反する認識を得させるおそれがあるため認められない。

〈医薬品〉

(1) 承認を要しない医薬品の用法用量について

承認を要しない日本薬局方収載医薬品の用法用量については，本基準第4の3(2)「承認等を要しない医薬品等についての効能効果等の表現の範囲」を参照のこと。

(2)「○○専門薬」等の表現について

特定の年齢層，性別などを対象にしたもの，例えば「小児専門薬」，「婦人専門薬」などの表現は，本基準第4の3(1)「承認等を要する医薬品等についての効能効果等の表現の範囲」に抵触するおそれがあり，かつ，医薬品広告の表現としては好ましくないため，承認を受けた名称である場合以外は使用しないこと。

ただし，「○○専門薬」の表現ではなく，「小児用」，「婦人用」等の表現については，承認上の効能効果等又は用法用量から判断して特定の年齢層，性別等が対象であると推定できる医薬品等の場合は差し支えない。

なお，「小児用」等と表現できる事例は，小児の用法からなる「かぜ薬」などである。

---

(5) 効能効果等又は安全性を保証する表現の禁止

医薬品等の効能効果等又は安全性について，具体的効能効果等又は安全性を摘示して，それが確実である保証をするような表現をしてはならない。

〈共通〉

(1) 効能効果等又は安全性の保証表現について

例えば胃腸薬の広告で胃弱，胃酸過多等の適応症をあげ，それが「根治」，「全快する」等又は「安全性は確認済み」，「副作用の心配はない」等の表現を用い，疾病の要因，患者の性別，年齢等の如何を問わず効能効果が確実であること又は安全であることを保証するような表現は認められない。

なお，効能効果等又は安全性を保証する表現については，明示的，暗示的を問わず認められない。

(2) 歴史的な表現について

特定の医薬品に関係なく，その企業の歴史の事実として単に「創業○○年」等と広告することは差し支えない。

また，「△△(商品名)販売○○周年」など単に当該医薬品等が製造販売された期間の事実のみを表現し，効能効果等又は安全性を保証するような表現がなされていなければ差し支えない。

ただし，「△△(商品名)は○○年の歴史を持っているから良く効くのです。」等その企業又は医薬品等の歴史に関連させ，安全性，優秀性の保証となる表現又は他社に対する優越性の保証となる表現をすることは，本項だけでなく本基準第4の3(1)「承認等を要する医薬品等についての効能効果等の表現の範囲」又は本基準第4の3(2)「承認等を要しない医薬品等についての効能効果等の表現の範囲」に抵触するおそれがあるため注意すること。

(3) 臨床データ等の例示について

一般向けの広告にあっては，臨床データや実験例等を例示することは消費者に対して説明不足となり，かえって効能効果等又は安全性について誤解を与えるおそれがあるため原則として行わないこと。

(4) 図面，写真等について

使用前，後に関わらず図面，写真等による表現については，承認等外の効能効果等を想起させ

るもの，効果発現までの時間及び効果持続時間の保証となるもの又は安全性の保証表現となるものは認められない。

(5) 使用体験談等について

　愛用者の感謝状，感謝の言葉等の例示及び「私も使っています。」等使用経験又は体験談的広告は，客観的裏付けとはなりえず，かえって消費者に対し効能効果等又は安全性について誤解を与えるおそれがあるため以下の場合を除き行ってはならない。

　なお，いずれの場合も過度な表現や保証的な表現とならないよう注意すること。

　①　目薬，外皮用剤及び化粧品等の広告で使用感を説明する場合

　　　ただし，使用感のみを特に強調する広告は，消費者に当該製品の使用目的を誤らせるおそれがあるため行わないこと。

　②　タレントが単に製品の説明や呈示を行う場合

(6) 身体への浸透シーン等について

　医薬品等が身体に浸透する場面等をアニメーション，模型などを用いて表現する場合は，特に効能効果等又は安全性に関する虚偽又は誇大な表現とならないよう十分に注意すること。

　また，アニメーションや写真を用いて作用機序を単に説明する場合であっても，効能効果又は安全性の保証的表現にならないよう注意すること。

(7) 疾病部分の炎症等が消える場面の表現について

　テレビ広告，ウェブサイト等で用いる，画面中の模式図，アニメーション等については，効能効果の保証的表現とならないよう留意すること。

(8) 副作用等の表現について

　「副作用が少ない」，「比較的安心して…」，「刺激が少ない」等の表現は安全性について誤認させるおそれがあるため，使用しないこと。

　ただし，低刺激性等が立証されており安全性を強調しない場合及び「眠くなりにくい」と表現することは，その製剤として科学的根拠があり安全性の保証につながらない場合に限り認められるが，本基準第4の9「他社の製品の誹謗広告の制限」に抵触しないように注意すること。

(9)「すぐれたききめ」，「よくききます」の表現について

　これらの表現を，キャッチフレーズ等の強調表現として使用することは認められない。

　強調表現とは，概ね次のような表現を行った場合をいう。

　①　キャッチフレーズ（人の注意を引くように工夫した印象的な宣伝文句）の場合

　　例：よくきく○○○

　　　　○○○はよくきく

　②　文字の場合は，他の文字と比較して大きい，色が濃（淡）い，色が異なる，文字の上に点を打つ等の場合

　③　音声の場合は，大きく発音する，一音ずつ切って発音する，「よーく」と強く伸ばす等の場合

　④　文字，音声いずれの場合でも「すぐれた」と「よくききます」を重ねて表現した場合

(10)「世界○○ヵ国で使用されている」旨の表現について

　「世界○○ヵ国で使用されている」旨の表現については，効能効果等が確実であること又は安全であることを保証するような表現は認められないが，単に事実のみを表現する場合であれば差し支えない。

> （6）効能効果等又は安全性についての最大級の表現又はこれに類する表現の禁止
> 　医薬品等の効能効果等又は安全性について，最大級の表現又はこれに類する表現をしてはならない。

〈共通〉
（1）最大級の表現について
　「最高のききめ」，「無類のききめ」，「肝臓薬の王様」，「胃腸薬のエース」，「世界一を誇る○○KKの○○」，「売上げNo.1（注）」等の表現は認められない。
　（注）新指定医薬部外品以外の医薬部外品及び化粧品を除く。
（2）新発売等の表現について
　「新発売」，「新しい」等の表現は，製品発売後12ヵ月間を目安に使用できる。
（3）「強力」，「強い」の表現について
　効能効果の表現で「強力な…」，「強い…」の表現は，原則として認めない。
（4）安全性の表現について
　「比類なき安全性」，「絶対安全」等のような最大級の表現は認められない。

> （7）効能効果の発現程度についての表現の範囲
> 　医薬品等の速効性，持続性等についての表現は，医学，薬学上認められている範囲をこえてはならない。

〈共通〉
（1）効能効果等の発現程度について
　「すぐ効く」，「飲めばききめが3日は続く」等の表現は，原則として認められない。
（2）速効性に関する表現について
　単に「速く効く」の表現の使用は認められない。また「顆粒だから速く溶け効く」等の表現は非常に良く効くとの印象を与えるおそれがあり，薬理的にみても疑問があるため，このような表現は使用しないこと。
　ただし，「解熱鎮痛消炎剤」，「局所麻酔剤を含有する歯痛剤（外用）」，「抗ヒスタミン薬を含有する鎮痒消炎薬（外用）」及び「浣腸薬」などに関する速効性について，承認等された効能効果，用法用量等の範囲内で，医学，薬学上十分証明されたものについては，次の場合を除き，「速く効く」等の表現を使用しても差し支えない。
　①　強調表現
　　例1：ヘッドコピー・キャッチフレーズとして使用する場合
　　例2：「早く」という言葉を1回の広告中原則として2回以上使用する場合
　②　剤型等の比較
　　例：「液剤だから早く効く」等の表現
　③　使用前・使用後的表現（明確な使用経験表現とはとらえられないもの）の中で作用時間を明示又は暗示するもの
　　例：新幹線の大阪で痛んで京都で治っている。

(3) 持続性に関する表現について

　ビタミン剤等の徐放性製剤において，有効成分が徐々に放出されることと効力の持続とを同一かのように表現している場合があるが，これは必ずしも一致するものではないため，「効力持続型」等の表現については，承認等された効能効果等，用法用量等の範囲内で，医学，薬学上十分に証明された場合以外は行わないこと。

---

(8) 本来の効能効果等と認められない表現の禁止

　医薬品等の効能効果等について本来の効能効果等とは認められない効能効果等を表現することにより，その効能効果等を誤認させるおそれのある広告を行ってはならない。

〈共通〉

(1) 本来の効能効果等以外の表現について

　本項は，例えば頭痛薬について「受験合格」，ホルモン剤について「夜を楽しむ」又は保健薬について「迫力を生む」，「活力を生み出す」，「人生を2倍楽しむ」等本来の効能効果等とは認められない表現を用いて，効能効果等を誤認させるおそれのある広告は認めない趣旨である。

(2) 未承認の効能効果等の表現について

　未承認の効能効果等の表現については，薬理学的に当該医薬品等の作用と関係あるものは本基準第4の3(1)「承認等を要する医薬品等についての効能効果等の表現の範囲」に違反し，直接薬理学的に当該医薬品等の作用とは認められないものは本項に違反する。

(3) 本基準の他の項目との関連について

①　効能効果等の二次的，三次的効果の表現は本基準第4の3(1)「承認等を要する医薬品等についての効能効果等の表現の範囲」にも抵触する。

②　本項に抵触する表現は，本基準第4の4「過量消費又は乱用助長を促すおそれのある広告の制限」，本基準第4の14「医薬品の化粧品的若しくは食品的用法又は医療機器の美容器具的若しくは健康器具的用法についての表現の制限」にも抵触するおそれのある表現が多いため十分に注意が必要である。

③　性的表現は本基準第3（広告を行う者の責務）に抵触するばかりでなく，本来の使用法を誤らせるもととなるため行わないこと。

4　過量消費又は乱用助長を促すおそれのある広告の制限

　医薬品等について過量消費又は乱用助長を促すおそれのある広告を行ってはならない。

〈共通〉

(1) 子どものテレビ広告等への使用について

　小学生以下の子どもをモデルとして広告に使用する場合は，以下の点に注意すること。

①　殺虫剤の広告については，幼小児を使用しないこと。

②　子どもが自分で医薬品を手に持つ又は使用する場面を用いることは思わぬ事故を促すもととなるため，行わないこと。

(2) 服用・使用場面の広告表現について

　服用・使用場面を広告で行う場合は，乱用助長につながらないよう十分注意すること。また，

内服剤においては適正な使用を促すという観点から，定められた用法用量を明瞭に表現すること。

〈医薬品〉

(1) 多数購入又は多額購入による値引きについて

　多数購入又は多額購入することによる過度な値引き広告については，消費者に不必要な購入を促すことになるため行わないこと。

5　医療用医薬品等の広告の制限

(1) 医師若しくは歯科医師が自ら使用し，又はこれらの者の処方せん若しくは指示によって使用することを目的として供給される医薬品及び再生医療等製品については，医薬関係者以外の一般人を対象とする広告を行ってはならない。

(2) 医師，歯科医師，はり師等医療関係者が自ら使用することを目的として供給される医療機器で，一般人が使用するおそれのないものを除き，一般人が使用した場合に保健衛生上の危害が発生するおそれのあるものについても (1) と同様にするものとする。

〈共通〉

(1) 医薬関係者以外の一般人を対象とする広告について

　「医薬関係者以外の一般人を対象とする広告」とは，以下のものを除く広告をいう。

①　医事又は薬事に関する記事を掲載する医薬関係者向けの新聞又は雑誌による場合

②　MRによる説明，ダイレクトメール，若しくは文献及び説明書等の印刷物（カレンダー，ポスター等医薬関係者以外の者の目につくおそれの多いものを除く。）による場合

③　主として医薬関係者が参集する学会，後援会，説明会等による場合

④　その他主として医薬関係者を対象として行う場合

〈医薬品〉

(1) 医療用医薬品について

　医療用医薬品とは，医師若しくは歯科医師によって使用され又はこれらの者の処方せん若しくは指示によって使用されることを目的として供給される医薬品をいう。

(2) 特殊疾病用の医薬品の広告の制限について

　法第67条の規定に基づき，特殊疾病に使用されることが目的とされている医薬品であって，医師又は歯科医師の指導のもとに使用されるのでなければ危害を生ずるおそれが特に大きいものについては，医薬関係者以外の一般人を対象とする広告方法を制限している。

　広告の制限を受ける特殊疾病は「がん」，「肉腫」，「白血病」である。

8　使用及び取扱い上の注意について医薬品等の広告に付記し，又は付言すべき事項

　使用及び取扱い上の注意を特に喚起する必要のある医薬品等について広告する場合は，それらの事項を，又は使用及び取扱い上の注意に留意すべき旨を，付記し又は付言しなければならない。

　ただし，看板等の工作物で商品名のみを広告する場合はこの限りではない。

〈共通〉

(1) 使用上の注意等の付記又は付言について

　使用又は取扱い上の注意を特に喚起する必要のある医薬品等（例えば特異体質者は禁忌である医薬品等）については，添付文章等にその旨が当然記載されていなければならないが，このような場合には，広告においても，それらの事項又は使用及び取扱い上の注意に留意すべき旨を付記し又は付言すべきことを求めたものである。

〈医薬品〉

(1) 使用上の注意等が必要な医薬品について

　広告中に使用上の注意等が必要な医薬品の範囲及びその表現方法については，日本大衆薬工業協会の自主申し合わせ（平成18年2月24日）及び『医療用医薬品製品情報概要等に関する作成要領』の改訂について（平成27年9月29日厚生労働省医薬食品局監視指導・麻薬対策課事務連絡）により行うこと。

9　他社の製品の誹謗広告の制限

　医薬品等の品質，効能効果，安全性その他について，他社の製品を誹謗するような広告を行ってはならない。

〈共通〉

(1) 誹謗広告について

　本項に抵触する表現例としては，次のようなものがある。

①　他社の製品の品質等について実際のものより悪く表現する場合

　　例：「他社の口紅は流行おくれのものばかりである。」

②　他社の製品の内容について事実を表現した場合

　　例：「どこでもまだ××式製造方法です。」

(2)「比較広告」について

①　漠然と比較する場合であっても，本基準第4の3(5)「効能効果等又は安全性を保証する表現の禁止」に抵触するおそれがあるため注意すること。

②　製品同士の比較広告を行う場合は，自社製品の範囲で，その対照製品の名称を明示する場合に限定し，明示的，暗示的を問わず他社製品との比較広告は行わないこと。この場合でも説明不足にならないよう十分に注意すること。

10　医薬関係者等の推せん

　医薬関係者，理容師，美容師，病院，診療所，薬局，その他医薬品等の効能効果等に関し，世人の認識に相当の影響を与える公務所，学校又は学会を含む団体が指定し，公認し，推せんし，指導し，又は選用している等の広告を行ってはならない。

　ただし，公衆衛生の維持増進のため公務所又はこれに準ずるものが指定等をしている事実を広告することが必要な場合等特別の場合はこの限りでない。

〈共通〉

(1) 医薬関係者の推せんについて

　本項は，医薬品等の推せん広告等が，一般消費者の医薬品等に係る認識に与える影響が大きいことに鑑み，一定の場合を除き，例え事実であったとしても不適当とする趣旨である。

　「公認」には，法による承認及び許可等も含まれる。

　また，「特別の場合」とは，市町村がそ族昆虫駆除事業を行うに際して特定の殺虫剤等の使用を住民に推せんする場合である。

　なお，本項は美容師等が店頭販売において化粧品の使用方法の実演を行う場合等を禁止する趣旨ではない。

(2) 推せん等の行為が事実でない場合について

　推せん等の行為が事実でない場合は，法第66条第2項に抵触する。

(3) 特許について

　特許に関する表現は，事実であっても本項に抵触し，事実でない場合は虚偽広告として取扱う。

　なお，特許に関する権利の侵害防止等特殊の目的で行う広告は，医薬品の広告と明確に分離して行うこと。（特許に関しては表示との取扱いの相違に注意：「特許の表示について」（昭和39年10月30日薬監第309号厚生省薬務局監視課長通知））

(4)「公務所，学校，学会を含む団体」の範囲について

　「公務所，学校，学会を含む団体」の範囲は，厳格な意味の医薬関係に限定されない。

(5) 厚生労働省認可（許可・承認等）等の表現について

　厚生労働省認可（許可・承認等），経済産業省認可（許可）等の表現も本項に抵触する。

　11　懸賞，賞品等による広告の制限

　(1) 過剰な懸賞，賞品等射こう心を煽る方法による医薬品等又は企業の広告を行ってはならない。

　(2) 懸賞，賞品として医薬品を授与する旨の広告を行ってはならない。

　　ただし，家庭薬を見本に提供する程度であればこの限りではない。

　(3) 医薬品等の容器，被包等と引換えに医薬品を授与する旨の広告を行ってはならない。

〈共通〉

(1) 懸賞，賞品等による広告について

　景品類を提供して販売・広告することは，不当景品類及び不当表示防止法（昭和37年法律第134号）の規定に反しない限り認められる。

　なお，医薬品の過量消費又は乱用助長を促す広告を行うことは，本基準第4の4「過量消費又は乱用助長を促すおそれのある広告の制限」に抵触するため不適当である。

(2) 容器，被包等について

　本項(3)の「医薬品等の容器，被包等」とは，医薬品，医薬部外品，化粧品，医療機器，再生医療等製品すべての場合において，容器，被包その他，引換券等を封入し，行う場合を含む。

〈医薬品〉

(1) 家庭薬の見本提供について

家庭薬を見本に提供することは認められる。

なお，家庭薬の範囲は，通常家庭において用いられる主として対症療法剤，すなわち外用剤，頭痛薬，下痢止め，ビタミン含有保健薬等のいわゆる保健薬であって，次のもの以外の医薬品をいう。

① 毒薬，劇薬

② その他（家庭薬の通念から離れている医薬品）

(2) 医薬品を賞品等にする場合について

医薬品等の容器，被包等と引換えに医薬品を授与する旨の広告は，医薬品の乱用を助長するおそれがあるため認められない。

---

12 不快，迷惑，不安又は恐怖を与えるおそれのある広告の制限

広告に接した者に，不快，迷惑，不安又は恐怖を与えるおそれのある表現や方法を用いた広告を行ってはならない。

特に，電子メールによる広告を行う際は，次の方法によらなければならない。

(1) 医薬品販売業者の電子メールアドレス等の連絡先を表示すること。

(2) 消費者の請求又は承諾を得ずに一方的に電子メールにより広告を送る場合，メールの件名欄に広告である旨を表示すること。

(3) 消費者が，今後電子メールによる広告の受け取りを希望しない場合，その旨の意思を表示するための方法を表示するとともに，意思表示を示した者に対しては，電子メールによる広告の提供を行ってはならないこと。

〈共通〉

(1) 不快，迷惑，不安又は恐怖を与えるおそれのある表現について

例えばテレビ等において症状，手術場面等の露骨な表現をすること，医薬品等の名称等についての著しい連呼行為等，視聴者等に対して不快感を与えるおそれのある表現又は「あなたにこんな症状はありませんか，あなたはすでに○○病です」，「胸やけ，胃痛は肝臓が衰えているからです」等の不必要な不安又は恐怖感を与えるおそれのある表現をすることは認められない。

(2) 連呼行為について

連呼行為は，5回程度を目安として判断する。ただし，本項の趣旨は必ずしも連呼の回数のみによって律すべきものではないことに留意すること。

(3) 奇声等について

奇声を上げる等，不快感の著しい場合も本項に該当する。

(4) 電子メールによる広告について

種々の商取引において電子メールを使用した商業広告により，

① 十分な取引条件の説明がなく，取引に入った消費者が後から高額な請求を受けるなどのトラブルに巻き込まれる。

② 電子メールの開封の有無にかかわらず，受信料がかかる場合がある。

③ 電子メールの開封，廃棄に時間が消費される。

等の被害が社会問題化していることから規定するものである。

医療用医薬品の販売情報提供活動に関するガイドラインについて

平成30年9月25日薬生発0925第1号

各都道府県知事・保健所設置市長・特別区長あて　厚生労働省医薬・生活衛生局長通知

　医薬品等の広告については，「医薬品，医療機器等の品質，有効性及び安全性の確保等に関する法律」（昭和35年法律第145号。以下「医薬品医療機器等法」という。）等の関連法令及び「医薬品等適正広告基準」（平成29年9月29日付け薬生発0929第4号厚生労働省医薬・生活衛生局長通知）等に基づき，都道府県等を中心として監視指導を行っていただいている。

　こうした中，近年，医療用医薬品に関する販売情報提供活動において，証拠が残りにくい行為（口頭説明等），明確な虚偽誇大とまではいえないものの不適正使用を助長すると考えられる行為，企業側の関与が直ちに判別しにくく広告該当性の判断が難しいもの（研究論文等）の提供といった行為が行われ，医療用医薬品の適正使用に影響を及ぼすおそれが懸念されている。

　このような状況を踏まえ，今般，販売情報提供活動において行われる広告又は広告に類する行為を適正化することにより，保健衛生の向上を図ることを目的として，別添のとおり「医療用医薬品の販売情報提供活動に関するガイドライン」を策定したところである。

　ついては，貴管下関係業者，関係団体等に対し周知を行うなど適切にお取り計らいの上，医療用医薬品の販売情報提供活動に係る監視指導について格段の御配慮をよろしくお願いしたい。

医療用医薬品の販売情報提供活動に関するガイドライン

第1　基本的考え方

1　目的

　医療用医薬品の適正な情報提供に向け，安全対策の観点からの対応（添付文書等）に加えて，広告及び広告に類する行為への対応（適正広告基準等）も実施されることにより，医療用医薬品の適正使用の確保が図られている。しかしながら，販売情報提供活動においては，証拠が残りにくい行為（口頭説明等），明確な虚偽誇大とまではいえないものの不適正使用を助長すると考えられる行為，企業側の関与が直ちに判別しにくく広告該当性の判断が難しいもの（研究論文等）を提供する行為等が行われ，医療用医薬品の適正使用に影響を及ぼす場合がある。本ガイドラインは，医薬品製造販売業者等が医療用医薬品の販売情報提供活動において行う広告又は広告に類する行為を適正化することにより，医療用医薬品の適正使用を確保し，もって保健衛生の向上を図ることを目的とする。

2　適用範囲等

(1) 本ガイドラインは，医薬品製造販売業者，その販売情報提供活動の委託先・提携先企業（いわゆるコ・プロモーションの相手先企業を含む。）及び医薬品卸売販売業者（以下「医薬品製造販売業者等」という。）が医療用医薬品について行う販売情報提供活動を対象とすること。

(2) 本ガイドラインにおいて「販売情報提供活動」とは，能動的・受動的を問わず，医薬品製造販売業者等が，特定の医療用医薬品の名称又は有効性・安全性の認知の向上等による販売促進を期待して，当該医療用医薬品に関する情報を提供することをいい，医療用医薬品の効能・効果に係る疾患を啓発（一般人を対象とするものを含む。）することも含まれること。

(3) 本ガイドラインにおいて「販売情報提供活動の資材等」とは，販売情報提供活動に使用される資材及び情報をいい，口頭による説明，パソコン上の映像，電磁的に提供されるもの等，その提供方法，媒体を問わないこと。

(4) 本ガイドラインは，医薬情報担当者（「医薬品，医薬部外品，化粧品，医療機器及び再生医療等製品の製造販売後安全管理の基準に関する省令」（平成16年厚生労働省令第135号）第2条第5項に規定する者をいう。），メディカル・サイエンス・リエゾンその他の名称やその所属部門にかかわらず，医薬品製造販売業者等が雇用する全ての者等に対して適用されること。

(5) 各医薬品製造販売業者等及びその関連団体は，本ガイドラインをベースに，自社又は関連団体において自らに適した規約を別途作成し，これを自社や会員企業の役員・従業員に遵守させること。その規約は，本ガイドラインの定める事項にとどまらず，更なる自主的な取組に関する事項を含み，かつ，遵守すべき事項を具体化したものであること。

3　販売情報提供活動の原則

　「医薬品，医療機器等の品質，有効性及び安全性の確保等に関する法律」（昭和35年法律第145号。以下「法」という。）第68条の2に基づき，医療用医薬品の適正使用のために必要となる情報提供（添付文書に記載された禁忌に関する情報提供，医薬品リスク管理計画（RMP）に関する情報提供等）を適切に実施すべきであることに留意すること。その上で，販売情報提供活動を行うに当たっては，次の(1)から(3)までの規定を遵守すること。

(1) 販売情報提供活動は，次に掲げる要件を全て満たすものであること。

　① 提供する医療用医薬品の効能・効果，用法・用量等の情報は，承認された範囲内のもので

あること。

② 医療用医薬品の有効性のみではなく，副作用を含む安全性等の必要な情報についても提供し，提供する情報を恣意的に選択しないこと。

③ 提供する情報は，科学的及び客観的な根拠に基づくものであり，その根拠を示すことができる正確な内容のものであること。その科学的根拠は，元データを含め，第三者による客観的評価及び検証が可能なもの，又は第三者による適正性の審査（論文の査読等）を経たもの（承認審査に用いられた評価資料や審査報告書を含む。）であること。

④ 販売情報提供活動の資材等に引用される情報は，その引用元が明記されたものであること。また，社外の調査研究について，その調査研究の実施や論文等の作成に関して医薬品製造販売業者等による物品，金銭，労務等の提供があった場合には，その具体的内容も明記されたものであること。なお，社外の調査研究については，「臨床研究法」（平成29年法律第16号），「人を対象とする医学系研究に関する倫理指針」（平成26年文部科学省・厚生労働省告示第3号）その他これらに準ずる指針等を遵守したもののみを使用すること。

(2) 不適正使用又は誤使用を誘発しないよう，販売情報提供活動において次に掲げる行為をしないこと。

① 虚偽若しくは誇大な表現又は誤認を誘発させるような表現の使用その他広告規制において禁じられている行為をすること。

② 承認された効能・効果，用法・用量等以外の使用方法を推奨すること。なお，外国において承認等を得ている場合であっても同様であること。

③ 科学的又は客観的な根拠なく恣意的に，特定の医療用医薬品の処方，使用等に誘引すること。

④ 他社製品を誹謗，中傷すること等により，自社製品を優れたものと訴えること。

⑤ 疾患の罹患や疾病の症状を過度に強調し，不安を煽ること。

⑥ 一般人向けの疾患啓発において，医療用医薬品による治療（診断及び予防を含む。以下同じ。）のみを推奨するなど，医療用医薬品による治療以外に治療の手段がないかのように誤認させること。

⑦ その他医療用医薬品の不適正使用又は誤使用を誘発させるおそれのある表現を行うこと。

(3) 販売情報提供活動においては，積極的に次に掲げる行為をすること。

① 試験研究の結果に加えてその試験方法も示すなど，正確な理解を促すために必要な情報を提供すること。

② 比較試験では，優越性試験，非劣性試験等の試験の設計及びそれに基づく結果を正確に明示すること。また，優位性を示せなかったことなど，医療用医薬品の品質・有効性・安全性に関し，ネガティブな情報についても提供すること。

③ 厚生労働省や独立行政法人医薬品医療機器総合機構（以下「PMDA」という。）から要求された事項（副作用の発生率の調査等）に関する情報を提供すること。

第2　医薬品製造販売業者等の責務

1　経営陣の責務

　医薬品製造販売業者等の経営陣は，自社のあらゆる従業員の販売情報提供活動に関する業務上の行動に対して責任を負うものであり，適切な販売情報提供活動を実施するため，必要な社内体制の整備，販売情報提供活動の担当者等に対する評価，教育の実施，手順書・業務記録の作成・

管理及び不適切な販売情報提供活動への対応について，リーダーシップを発揮すること。また，厚生労働省，関連自治体やPMDAから報告の求めがあった場合には適切に対応するとともに，行政指導等を受けた場合には適切な措置を速やかに講ずること。

なお，販売情報提供活動の委託先・提携先企業がある場合には，適切な販売情報提供活動の実施のために必要な協力を当該企業から得られるよう契約を締結するとともに，医療関係者からも必要な協力を得られるように努めること。

2　社内体制の整備

医薬品製造販売業者等の経営陣は，自社が販売情報提供活動を適切に行っていることを確認するため，販売情報提供活動の資材等や販売情報提供活動自体の適切性等をモニタリングする部門（販売情報提供活動監督部門）を販売情報提供活動の担当部門から独立した形で社内に設け，その責任者を明確化するとともに，販売情報提供活動の担当部門・担当者に対して必要なモニタリング等の監督指導を行うことができる権限を付与すること。なお，経営陣は，販売情報提供活動監督部門に権限を付与することをもって，販売情報提供活動に関して経営陣が負うべき責任を免れるものではなく，販売情報提供活動の担当部門・担当者及び販売情報提供活動監督部門に対し，適切な販売情報提供活動のために必要な管理指導を行うこと。

また，自社からの独立性を有する者が含まれる審査・監督委員会を設け，販売情報提供活動監督部門における活動について，その責任者に対して必要な助言を行わせること。

3　販売情報提供活動の資材等の適切性の確保

販売情報提供活動の資材等は，関係法令や本ガイドラインを遵守して作成されなければならず，最新の知見等を得たときは，適宜，更新・修正されること。なお，国際機関や関係業界団体が作成するガイドライン等も遵守して作成されるよう努めること。

また，販売情報提供活動の資材等は，使用される前に，予め，販売情報提供活動監督部門による審査を受けること。その際，販売情報提供活動監督部門は，審査・監督委員会の助言を踏まえて承認を行うこと。なお，審査については，適切にその作業を行うことができる機関に外部委託することは差し支えないが，承認に関する責任は，販売情報提供活動監督部門ひいては経営陣が負うものであること。

4　販売情報提供活動に関する評価や教育等

医薬品製造販売業者等の経営陣は，役員・従業員が適切な販売情報提供活動を行ったかどうか及び行わせたかどうかを確認し，役員・従業員に対する評価に適切に反映すること。

また，適切な販売情報提供活動を実施できるよう，役員・従業員に定期的に教育を実施すること。

5　モニタリング等の監督指導の実施

販売情報提供活動監督部門は，販売情報提供活動の担当部門・担当者が適切な販売情報提供活動を行っているか，定期的にモニタリングを行うとともに，担当部門・担当者に対して必要な監督指導を行うこと。

審査・監督委員会は，販売情報提供活動の実施状況の報告を販売情報提供活動監督部門から定期的に受けるとともに，販売情報提供活動監督部門に対して，必要な助言を行うこと。

また，販売情報提供活動監督部門は，経営陣に対し，販売情報提供活動の実施状況を報告するとともに，適切な販売情報提供活動のために必要がある場合には審査・監督委員会の助言を踏まえて意見具申を行い，経営陣は，当該報告又は意見を踏まえて適切な措置を講ずること。

6　手順書・業務記録の作成・管理

　医薬品製造販売業者等の経営陣は，販売情報提供活動の担当部門・担当者に，販売情報提供活動に係る業務を適切に行うために必要な手順書を作成させるとともに，業務記録（販売情報提供活動において口頭で説明等を行った内容の記録を含む。）を作成させ，当該業務記録を適切に保管させること。また，厚生労働省，関係自治体やPMDAから販売情報提供活動に関係する資料の提出を求められた場合には，販売情報提供活動の資材等に加えて手順書や業務記録を提出すること等により，活動状況を速やかに報告させること。

7　不適切な販売情報提供活動への対応

　医薬品製造販売業者等の経営陣は，自社において適切でない販売情報提供活動が行われていることを把握した場合には，事実関係の調査，是正・再発防止等の所要の対応を速やかに講じること。また，その進捗状況を自ら確認し，必要に応じ，追加の対応を講じるよう指示するとともに，不適切な活動を行った者に対しては，厳正な措置を行うこと。

8　苦情処理

　医薬品製造販売業者等の経営陣は，販売情報提供活動について苦情を受け付ける外部から認識可能な窓口を設けるとともに，苦情があったときは，販売情報提供活動監督部門において迅速に事実関係を調査し，必要な措置を講じさせること。

9　販売情報提供活動の委託先・提携先企業及び医薬品卸売販売業者

　医薬品製造販売業者の経営陣は，販売情報提供活動の委託先・提携先企業，医薬品卸売販売業者等に対しても，適切な販売情報提供活動を行うよう働きかけを行うこと。

第3　販売情報提供活動の担当者の責務

1　本ガイドラインの遵守

　販売情報提供活動の担当者は，本ガイドラインを遵守して販売情報提供活動を行うこと。特に，第1の3に反する活動を行わないこと。

2　販売情報提供活動の際の留意点

　販売情報提供活動の担当者は，第2の3の販売情報提供活動監督部門による審査において適切と認められた資材等に沿って，科学的・客観的な根拠に基づく正確な情報により販売情報提供活動を行わなければならず，意図的であるか否かにかかわらず，誤解を招くおそれのある販売情報提供活動を行わないこと。また，例外的なデータを一般的な事実であるかのように表現したり，品位を欠くようなイラスト等を用いたりする等，医療用医薬品の不適正使用又は誤使用を誘発するおそれのあるあらゆる表現を行わないよう，細心の注意を払って販売情報提供活動を行うこと。

3　自己研鑽の努力

　販売情報提供活動の担当者は，自らの活動について，その社会的地位を自覚し，必要な知識の習得や倫理観の涵養をはじめとした自己研鑽に努めること。

4　不適切な販売情報提供活動の資材等の使用禁止

　販売情報提供活動の担当者は，第2の3の販売情報提供活動監督部門による審査で適切と認められた資材等以外は用いないこと。

第4　その他

1　本ガイドラインに明示されていない事項

　医薬品製造販売業者等は，本ガイドラインで定められていないこと（禁じられていないこと）であれば自由に行ってもよいとの誤った認識を持つことなく，医薬品製造販売業者等に求められる本来の責務とは何かという原点を判断の基軸として，自らを厳しく律した上で，販売情報提供活動を行うこと。

2　関連団体における対応

　医薬品製造販売業者等の関連団体は，行政の対応を待つことなく，会員企業における遵守状況を把握する仕組みの構築等により，会員企業が行う販売情報提供活動の状況を把握（委託先・提携先企業が行う販売情報提供活動の状況については，委託元・提携元である会員企業を通じて把握）するとともに，会員企業に対して必要な指導や助言等を行うことにより，問題事例の発生を未然に防ぐこと。また，厚生労働省，関連自治体やPMDAから報告の求めがあった場合には適切に対応するとともに，指示を受けた場合には適切な措置を速やかに講ずること。

　関連団体は，会員企業から独立性を有する者が含まれる担当委員会を設置した上で，当該委員会において，会員企業における遵守状況の結果等を踏まえて本ガイドラインを遵守する上で必要な事項について検討し，その結果を公表すること。

3　未承認薬・適応外薬等に関する情報提供

　未承認薬・適応外薬及び国内では認められていない用法・用量に関する情報提供について医療関係者から求めがあった場合には，第1の3(1)①又は(2)②の規定にかかわらず，当該情報を当該医療関係者に提供することは差し支えないこと。また，上記の情報提供について医療関係者以外の国民，患者やその団体から求めがあった場合にも，同様であること。

　ただし，情報提供に当たっては，次に掲げる条件を全て満たすこと。

(1) 通常の販売情報提供活動とは切り分けること。

(2) 情報提供する内容は，要求内容に沿ったものに限定するとともに，情報提供先は要求者に限定すること。

(3) 医療関係者・患者等から情報提供を求められていないにもかかわらず，求められたかのように装わないこと。

(4) 提供する情報は，虚偽・誇大な内容であってはならず，科学的・客観的根拠に基づき正確なものでなければならないこと。また，情報提供にあたっては，要約，省略，強調等を行わないこと。

(5) 医薬品製造販売業者等による関与があった試験研究の結果やそれに基づく論文等を提供する場合にあっては，当該試験研究が「医薬品の臨床試験の実施の基準に関する省令」（平成9年厚生省令第28号）若しくは「臨床研究法」（平成29年法律第16号）又はこれらに相当するものにより適切に管理されたものであること。

(6) 副作用の危険性が高まることや，臨床試験において有意差を証明できなかったこと等，ネガティブな情報についても適切に提供すること。

(7) 情報提供する医療用医薬品の効能・効果，用法・用量等が承認を受けていないことを明確に伝えること。

(8) 経緯，提供先，提供内容等，情報提供に関する記録を作成し，保管すること。

4　他の法令等の遵守

　医薬品製造販売業者等は，本ガイドラインの他，公正競争規約，その他の関連法規，業界団体の自主規範も遵守すること。

5　販売情報提供活動の委託先・提携先企業に関する特例

　医薬品製造販売業者（委託元・提携元）による販売情報提供活動の委託先・提携先企業にあっては，

- 委託元・提携元の販売情報提供活動監督部門による審査及び承認を経た販売情報提供活動の資材等（作成企業名が明示されたものに限る。）のみを使用し，
- 委託元・提携元の定めるところに従って，

販売情報提供活動を行う場合に限り，第2の2の規定にかかわらず，審査・監督委員会を設ける必要はないこと。ただし，この場合，委託先・提携先企業の販売情報提供活動の担当部門・担当者及び販売情報提供活動監督部門は，委託元・提携元の情報提供活動監督部門に販売情報提供活動の実施状況の報告を行うこと。また，委託先・提携先企業の販売情報提供活動の担当部門・担当者及び販売情報提供活動監督部門は，委託元・提携元が行う調査に協力するとともに，委託元・提携元が所属する関連団体から委託元・提携元を通じて指導や助言等を受けた場合には適切な措置を速やかに講ずること。

6　医薬品卸売販売業者に関する特例

　医薬品卸売販売業者にあっても，審査・監督委員会を設けることが望ましいが，実施する販売情報提供活動が，医薬品製造販売業者が行う販売情報提供活動に則して行われ，独自の情報を提供することは一般的に想定されないことを踏まえ，第2の2の規定にかかわらず，審査・監督委員会を設けなくても差し支えないこと。

　また，医薬品製造販売業者が作成した販売情報提供活動の資材等をそのまま使用して行う販売情報提供活動（上記5に該当する場合を除く。）については，医薬品卸売販売業者において当該資材等の審査を行わなくても差し支えないこと。

　さらに，医薬品卸売販売業者が作成する販売情報提供活動の資材等は，販売情報提供活動監督部門の審査を受ける必要があるが，複数の医療用医薬品を公平かつ客観的に比較することを目的としたものについては，第2の3の規定にかかわらず，使用された後速やかに審査を受けるのであれば，事後の審査でも差し支えないこと。その際には，次に掲げる全ての事項を満たす必要があること。

- 複数の医療用医薬品について特定の項目を比較するよう医薬関係者から求めがあり，当該求めに応じて作成されたものであること。
- あらかじめ販売情報提供活動の監督部門の了承を得た基準であって，社内で十分周知されたものに則って作成されたものであること。
- 医薬関係者から求めのあった項目に関する添付文書又は厚生労働省の告示若しくは通知の内容が，変更されることなく正確に記述されたものであること。

7　医薬関係者の責務

　法第1条の5に規定する医薬関係者にあっても，医薬品製造販売業者等が行うべき適切な販売情報提供活動のあり方を理解し，その活動が本ガイドラインに則って適切であるかどうか客観的に評価する姿勢をとるよう努めること。

8 適用日

本ガイドラインは平成31年4月1日から適用するものとすること。

ただし，第2及び販売情報提供活動の監督部門に関連する事項については，同年10月1日から適用するものとすること。

「医療用医薬品の販売情報提供活動に関するガイドライン（案）」に関する意見募集の結果について

平成30年9月　厚生労働省医薬・生活衛生局監視指導・麻薬対策課

　今般，医療用医薬品の販売情報提供活動に関するガイドライン（案）に関して，平成30年7月12日から平成30年8月13日まで電子政府の総合窓口等において御意見を募集したところ，82件の御意見をいただきました。（そのうち，今回の意見募集と関係がない御意見が7件）。

　お寄せいただいた御意見の概要と，それに対する当省の考え方について，以下のとおり取りまとめましたので，御報告いたします。

　なお，パブリックコメントの対象となる案件についての御意見に対する考え方のみを公表し，また同趣旨と考えられる複数の御意見については，概要をまとめて記載させていただいておりますので御了承下さい。

　また，今般いただいた一連のご質問等については，後日，Q&Aの作成及び関係団体での説明会において必要な対応を行ってまいります。

　さらに，本ガイドラインについては，意見募集を行った案から，以下の「御意見に対する考え方」に記載した修正を行うとともに，併せて技術的な修正も行っております。

　今回，御意見をお寄せいただきました方々の御協力に厚く御礼申し上げます。

	いただいた御意見	厚生労働省の考え方
	第1　基本的考え方	
	2　適用範囲等	
1	○本ガイドラインの規制対象から，営業部門に所属しないメディカル・サイエンス・リエゾン（MSL）を除外すべき。	○我が国においてMSLは，その位置づけ及び活動が一律に定まっているものではないと考えています。このため，販売情報提供が行われないものとして本ガイドラインの対象から除外することは難しいと考えます。
2	○(2)販売情報提供活動の定義中，「販売促進を期待して」とあるが，MSL等が販売促進を期待していないと主張する場合，対象外になると誤解される恐れがあるため，「販売促進や製品価値向上を期待して」に変更すべき。	○御意見のような誤解が生じないよう，後日，Q&Aを作成し，考え方をお示しすることとさせていただきます。
3	○(2)について，疾患啓発に関しては，一般人に関する医療用医薬品の広告はそもそも許容されないのであるから，本ガイドラインの適用からは除外すべき。	○疾患啓発を装って投薬治療をことさらに推奨するなどのおそれもあり，本ガイドラインの対象として適正化を図る必要があると考えています。
4	○最近は一見企業が直接関係していないように見えるアフィリエイト広告など目に余る広告が見られることから，これらも対象とすべき。	○アフィリエイト広告もこれまでも規制の対象としており，本ガイドラインにおいても同様と考えています。

	いただいた御意見	厚生労働省の考え方
5	○製薬企業以外に主な勤務先がある者についても，反復継続して有償で講演活動を行う者については，非常勤雇用としての契約書の有無にかかわらず，本ガイドラインにおける「医薬品製造販売業者等が雇用する者等」に含まれることを，ガイドラインのどこかに明示するべき。	○企業からの依頼及び資金提供があるなど企業の影響力が及ぶ状況がある場合には，雇用契約の有無にかかわらず，本ガイドラインの対象になり得ると考えています。
	3　販売情報提供活動の原則	
6	○(1)について，新薬に関しては，承認審査の対象となった資料に限定し，かつPMDAの評価と異なる記述は行わないようにすべき。あるいは，少なくとも「新医薬品については，厚生労働省薬事・食品衛生審議会における審議経過を十分考慮して記載すること。」を付記すべき。	○御意見は，(1)③の趣旨に合致するものであり，考慮されるべきと考えます。しかしながら，販売後に収集された情報に基づき承認審査時にはなかった知見が得られる可能性もあるため，原案どおりとしたいと考えます。
7	○(1)について，論文(査読付き)等の情報を示す場合にあっても，当該情報が製品にとって都合のよい情報である場合もあり，「当該情報が他の多くの研究調査の結果や医学的な一般的知識と整合しているか考慮すること。相反する結果が得られている場合には，バランスよく示すこと。」のような文言を記載するべき。	○御意見は，(1)②の趣旨に合致するものであり，御意見も踏まえて，今後の周知のあり方を検討してまいります。
8	○(1)について，外部の査読済み論文を利用する際は，出典及びCOIを記載するだけでは不十分で，改変した場合は，どこをどう改変したかも記載すべき。	○論文を引用する際には，原著論文の趣旨・内容に及ぶ改変までは認められないものと考えております。こうしたことも含めて，周知のあり方について検討してまいります。
9	○(1)について，臨床研究法および倫理指針が策定された以前に実施された治験・臨床研究の結果等の資料は使用できないと解釈されるが，それ以前に治験・臨床研究を実施し，現在も繁用されている医療用医薬品も多数あることから，そのような資料も使用可能であることを明記すべき。	○御意見については，検討の上，Q&Aにてお示しすることとさせていただきます。
10	○(2)の行わない事例に実際行われている事例を追記すべき。「指針やガイドライン等のコンセンサスが得られている情報と齟齬が生じる情報提供は控えること」，「多重性比較を考慮しない検定結果を用いて効果が認められるような表現をおこなうこと」，「事後解析の結果を用いて効果が期待できるような表現をおこなうこと」，「プラセボ効果を認める疾患において対照群を持たない試験結果を用いて，効果が期待できるかのような表現をおこなうこと」	○御意見にあるような事例は本ガイドライン(2)③や(3)②の規定に抵触することがあり得ると考えています。当該事項につきましては，周知のあり方を検討してまいります。

	いただいた御意見	厚生労働省の考え方
11	○(2)⑥について，「一般人向けの疾患啓発において，」の次に「医療用医薬品による治療以外に治療の手段がある場合」を追記すべき。	○医療用医薬品による治療以外の治療の手段の有無を製薬企業で判断することは困難であるとともに，個別ケースによりその有無が異なることも考えられることから，原案どおりとしたいと考えます。
12	○都合のいい探索的評価項目を強調する資材や活動が見られることから，(3)に「検証的評価項目と探索的評価項目を明確に分けて紹介する事」を追加すべき。	○御意見の点は(3)①②の趣旨に含まれる部分があると考えています。 当該事項につきましては，今後周知のあり方について検討してまいります。
	第2　医薬品製造販売業者等の責務	
13	○経営陣の責任に言及しており，社内の独立したモニタリングの設置を必須とするなどとても良い草案だと思う。ただし，情報を規制・制限することで患者に不利益が生じないようにしてほしい。	○当該ガイドラインの運用時における参考とさせていただきます。
14	○(1)について，役員や従業員に対する評価において報酬はその一部であり，これ以外に昇格，昇進，配置等があることから，「適切な評価制度・報酬の設定」については，「販売担当者等に対する評価」と包括的に記載すれば足りる。 併せて他の同様の記載箇所についても修正すべき。	○御意見を踏まえ，修正いたします。
15	○(2)中，販売情報提供活動監督部門について，審査部門とモニタリング部門を別々に設置することを認めるべき。	○販売情報提供活動監督部門の中に，既存の部署・人員を活用するなどして，審査担当部署とモニタリング担当部署を別々に設けることは認められると考えています。 ただし，販売情報提供活動について，責任の所在を明確にし，一貫した対応を行う必要がある等の観点から，その場合，両部署を統括する部署も必要になると考えます。
16	○(2)について，会社によっては，その審査内容が複数の部署の専門にかかることから，複数の部署や組織の集合体で販売情報提供活動資材のレビュー・モニター・指導等を行い，その適切性を担保している例もあり，本ガイドラインの趣旨に沿って各社が裁量をもって組織を設計することが許容されるべき。	○「販売情報活動監督部門」を構成する部署や人員については，既存の組織を活用して構成させることも差し支えないと考えております。 ただし，「販売情報活動監督部門」の組織及び責任者等については，社内において明確にされていなければならないと考えています。

	いただいた御意見	厚生労働省の考え方
17	○(2) について，審査・監督委員会を販売情報提供活動監督部門内に設けると，審査・監督委員会の助言が通り難いことが想定されるので，審査・監督委員会は販売情報提供活動監督部門外に設けるべき。	○御意見を踏まえ，審査・監督委員会を販売情報提供活動監督部門の外に設けることも妨げられないよう修正いたします。審査・監督委員会を販売情報提供活動監督部門の内外いずれに設ける場合であっても，その助言を十分活用し，モニタリングや審査等に第三者の視点が適切に反映されるような体制を構築することが重要であると考えます。
18	○(2) について，審査・監督委員会の独立性が保たれた組織構造を持つ場合は，必ずしも社外の第三者が必要とは思えないことから，自社から独立性を有するものが含まれるという縛りを削除すべき。	○審査・監督委員会に自社から独立性を有する者を含むこととしているのは，販売情報提供活動のモニタリングや審査等に，第三者の客観的な視点を取り入れることを目的としており，審査・監督委員会には，そのような自社から独立性を有する者を必ず含める必要があると考えています。
19	○(2) について，「販売情報提供活動監督部門」を販売情報提供活動の担当部門から独立した部門に設けることを明記すべき。	○原案は御意見の点も念頭に置いていたものですが，より明確化すべく修正いたします。
20	○これまでMRを中心とする製薬企業の販売情報提供活動の中で，不適正な行為が散見されてきた根本的な背景には，MRをはじめとする製薬企業社員の評価・報酬体系が売上至上主義であったことに他ならない。ゆえに，経営陣の責務として，販売目標の達成率などといった所謂，販売ノルマを基軸とするような社員の評価・報酬体系を禁止する旨も明確に記すべき。	○売上至上主義により設定されるようなMRの評価体系は不適切と考えており，その観点から (4) を設けています。
21	○製薬企業の情報提供活動の適正化を図るのであれば，監視と罰則を強化するだけでなく，教育や啓発，更には個人が違反を起こさなくてもよい環境を構築していくことが重要。	○社員の教育は重要であると考えており，その観点から (4) を設けています。
22	○(6) について，不適切な口頭説明を行ったことをMR等が自ら報告することは合理的に期待できないこと及び業務の効率化という観点から，「業務記録」作成を削除すべき。	○企業に設置を求めている苦情処理窓口に寄せられ又は行政から指摘された不適切事例の事実確認及び対応を迅速かつ正確に行うために，「業務記録」の作成は極めて重要であり，必要と考えています。 また，MRが説明等を行った内容の記録は，MR自らの誤認や企業からの誤った方針に基づく不適切事例の検証にも寄与するものと考えています。
23	○(7) 中，「違反者に対しては」とあるが，「違反」と「不適切」は同義語ではないため，「不適切な活動を行った者に対しては，」とすべきと考える。	○御意見を踏まえ，修正いたします。

	いただいた御意見	厚生労働省の考え方
24	○(7) について，法令，規制，業界自主基準や倫理基準等の違反者に対しては，ルールの遵守状況や違反の程度等を確認，評価した上で，懲戒規定に基づく処分や「注意，教育，指導，適正がないと判断した場合の異動」等の措置を公正に行うよう求められていることから，「違反者に対しては，適切な評価・処分を厳正に行うこと。」については，「本違反者に対しては，適切な評価及び必要な対応を厳正に行うこと。」に修正すべき。	○御意見を踏まえ，修正いたします。
25	○企業として記載のある事項に対応するには，人事異動を伴う組織改編，業務記録システムの改修等の社内体制の整備と実効性の検証が必要であり，費用の確保も含めて相応の期間を要することから，ガイドラインの実施時期を少なくとも通知1年後とすべき。	○組織・体制の整備に係る事項については，1年程度の準備期間を確保できるようにいたします。
	第4　その他	
26	○(3) 未承認薬・適応外薬に関する情報提供について，より詳細に記載・明示すべき。	○当該事項については，後日，Q&Aなどをお示しする予定としています。
27	○(3) について，患者独自の判断で適応外の服用を行うおそれがあることから，患者の安全確保に懸念がある場合は医療関係者を通じて当該情報を提供すべきと考える。以上のことから，医療関係者以外の国民，患者やその団体から求めがあった場合でも，医療関係者を通じて提供することが適切と考えられる情報（患者の安全確保に係る情報等）について詳細を解説すべき。	
28	○(3) について，適応外に関する情報提供部分については，MA部門に属するMSLが一手に担うこととすべき。	○未承認薬・適応外薬に関する情報提供は，通常の販売情報提供活動からは切り離して行うこととしていることとしており，かつ，専門的，科学的な妥当性が特に求められることから，通常の販売情報提供活動を行っている者以外の適切に対応ができる立場の者が対応することが望ましいと考えます。
29	○(3) について，要望に応じて未承認薬・適応外薬に関する情報提供の役割を担うものは営業部門から独立した部署に所属するように規定し，営業活動を職責としたものが未承認薬・適応外薬に関する情報提供に携われないような記載すべき。	しかしながら，我が国においてMSLは，その位置づけ及び活動が一律に定まっているものではない現状を踏まえると，原案どおりとしたいと考えます。
30	○(3) 適応外に関する情報提供部分については，当該ガイドラインの趣旨にはそぐわないことから，除外して別途示すべき。	○「適応外に関する情報提供」は承認前広告（薬機法68条）違反となるおそれがあることから，適正な販売情報提供活動として認められる条件を本ガイドラインにおいて明示しておく必要があると考えています。

	いただいた御意見	厚生労働省の考え方
31	○(5) について，「委託元・提携元の販売情報提供活動監督部門による審査を経た」の「審査」については，「承認」とすべき。	○御意見を踏まえ，修正いたします。
32	○販売情報提供活動及び未承認薬等の情報提供に関する記録実施については，医薬品卸売業を対象外とすべき。	○医薬品卸売業者であっても，販売情報提供活動を行う以上は，記録自体を行わないことは適当ではないと考えます。 特に，適応外情報に関する情報については，その内容の重要性からも，製造販売業者と同程度の記録が必要と考えます。
33	○MR派遣を主として行なっているCSO企業における方向性を追加すべき。	○販売情報提供活動について，委託・提携関係にある場合については，(5) に関連する規定を設けています。 また，派遣されるMRについては，派遣先の製造販売業者等が自らの従業員と同様に監督を行う必要があります。
34	○外資系製薬会社の経営陣は短期的に経営をすることから，モラルに欠ける面が見られるので，英語版も是非用意すべき。	○今後の広告監視行政の参考とさせていただきます。

医療用医薬品の販売情報提供活動に関するガイドラインに関するQ&Aについて

平成31年2月20日

各都道府県・保健所設置市・特別区衛生主管部（局）薬務主管課あて

厚生労働省医薬・生活衛生局監視指導・麻薬対策課事務連絡

　医薬品等の広告規制については，医療用医薬品の不適切な広告事例が散見され，これらにより確認された課題に対応するため，「医療用医薬品の販売情報提供活動に関するガイドラインについて」（平成30年9月25日付け薬生発0925第1号厚生労働省医薬・生活衛生局長通知）を策定の上，発出したところです。

　今般，本ガイドラインの円滑な運用を確保するため，別添のとおり，Q&Aをとりまとめましたので，業務の参考としていただくとともに，貴管下の関係業者に対して周知をお願いします。

　なお，ガイドラインの第4の3の未承認薬・適応外薬等に関する情報提供については，別途Q&Aを策定することとしており，追って事務連絡を発出することとしておりますので，念のため申し添えます。

第1　2　適用範囲等 (1)

> **Q1**　GCP，GPSP，GVPに基づく情報提供活動は，本ガイドラインの適用範囲外と考えて
> よいか。

A1　本ガイドラインの対象は「販売情報提供活動」であり，これらの法令に基づく情報提
供活動は適用範囲外と考えて差し支えない。

　なお，御指摘の情報提供活動は，関係法令をそれぞれ遵守して行うべきことについ
て，十分留意願いたい。

第1　2　適用範囲等 (2)

> **Q2**　「販売情報提供活動」の定義で記された「その販売促進を期待して」とは，広告該当性
> の三要件にある顧客誘引性（「顧客の購入意欲を昂進させる意図が明確であること」）と同義
> と考えてよいか。

A2　本ガイドラインは，明確な虚偽誇大とまではいえないものの不適正使用や誤使用を助
長すると考えられる行為など，広告該当性を判断することが難しい広告又は広告類似行
為も対象に，現状を改善するために策定したものである。

　このため，広告類似行為も対象とするものとして，「その販売促進を期待して」は，
顧客誘引性を包含するものであり，両者は必ずしも同義ではない。

> **Q3**　「販売情報提供活動」の定義について，例えば，医薬品製造販売業者内の臨床開発に
> 携わる組織が，承認申請や適用拡大の準備等に係る情報の伝達を行う場合は，本ガイドラ
> インの適用範囲外と考えてよいか。

A3　「販売情報提供活動」の該当性は，実際になされた活動により個別に評価・判断され
るものであるから，単に，組織や目的の形式的な判断のみで，本ガイドラインの適用か
ら除外されるわけではない。

> **Q4**　メディカルアフェアーズ部門やメディカル・サイエンス・リエゾンの活動について，
> 「販売情報提供活動」とは明確に切り離すことを自社の規則で規定している場合，メディカ
> ルアフェアーズ部門やメディカル・サイエンス・リエゾンの活動は，本ガイドラインの適
> 用範囲外と考えてよいか。

A4　「販売情報提供活動」の該当性は，実際になされた活動により個別に評価・判断され
るものであるから，「販売情報提供活動」とは明確に切り離すことを社内規則で規定し
ていることをもって，本ガイドラインの適用から除外されるわけではない。

Q5 「疾患を啓発（一般人を対象とするものを含む。）することも含まれる」とあるが，一般人に対して，広告の三要件に該当せず，適正広告基準に従って行う疾患啓発活動は，本ガイドラインの適用範囲外と考えてよいか。

A5 　疾患啓発を装って投薬治療をことさらに推奨するなどのおそれもあり，2の(2)で明記しているとおり，本ガイドラインの対象としている。

Q6 アドバイザリー契約等の業務委託契約を締結している医薬関係者に対する情報提供は，本ガイドラインの適用範囲外と考えてよいか。

A6 　「販売情報提供活動」の該当性は，実際になされた活動により個別に評価・判断されるものであるから，医薬関係者と業務委託契約を締結していることをもって，本ガイドラインの適用から除外されるわけではない。

第1　2　適用範囲等 (3)

Q7 「その提供方法，媒体を問わない」とあるが，医薬品製造販売業者が主催するイベントにおいて，その依頼を受けた者が講演をする形で行われる情報提供活動は，本ガイドラインの対象になるか。

A7 　外部専門家（医療関係者など）による講演であっても，イベント等の趣旨及び目的から2の(2)に記載の「販売情報提供活動」の要件を満たす場合は，本ガイドラインの対象となる。

第1　2　適用範囲等 (4)

Q8 「本ガイドラインは…（中略）…名称や部門にかかわらず，医薬品製造販売業者が雇用する全ての者等に適用される」とされていることから，営業部門以外の者が販売情報提供活動を行う場合にも適用されるという理解でよいか。

A8 　本ガイドラインの対象は「販売情報提供活動」であることから，その理解で差し支えない。

第1　3　販売情報提供活動の原則 (1)

Q9 ①において，「提供する医療用医薬品の効能・効果，用法・用量等の情報は承認された範囲内のものであること」とされているが，③にある「承認審査に用いられた評価資料や審査報告書」を出典とする情報であれば，承認された範囲外となる情報の提供は可能との理解でよいか。

A9 　承認審査や再審査において評価された試験成績や，添付文書改訂時に評価された試験成績，自社製品の安全性に関する注意喚起を目的として情報提供する必要がある試験成績は提供可能である。

Q10 ①において，「提供する医療用医薬品の効能・効果，用法・用量の情報は承認された範囲内のものであること」とされているが，この限定がかかるのは自社医薬品に限るとの理解でよいか。

A10 その理解で差し支えない。なお，自社医薬品の比較試験等のデータを用いる場合において，当該試験における対照薬，併用薬，前治療薬，参照薬等である他社医薬品の承認外の使用を推奨することは認められない。

Q11 ①に関して，安全性に関する注意喚起のため，承認外の用法・用量で投与を行った際の副作用の増加や，効果の減弱などを示してもよいか。

A11 医薬品を安全に使用するために必要であり，注意喚起が目的である情報であれば情報提供して差し支えない。ただし，承認外の用法・用量での投与により，有効性や安全性に問題がなかったことを示す等，承認外の使用を推奨することが目的とならないように注意すること。

Q12 ②に関して，「医療用医薬品の有効性のみでなく，副作用を含む安全性についても情報提供する等，必要な情報を提供し，提供する情報を恣意的に選択しないこと」とは，自社に有利な情報のみならず不利な情報も含んだバランスのとれた適切な情報を提供すること，と解釈してよいか。

A12 その理解で差し支えない。

Q13 ③について，「第三者による適正性の審査（論文の査読等）を経たもの」とされているが，査読を経ていることが免罪符的に用いられ，科学的根拠が緩やかに解されてきた経緯を考慮すれば，査読を経たものであっても，「第三者による客観的評価及び検証が可能なもの」でなければならないと考えてよいか。

A13 その理解で差し支えない。「論文の査読等」や「承認審査に用いられた評価資料や審査報告書」は，第三者による客観的評価及び検証が可能なものであることを前提として例示したものであり，第三者による客観的評価及び検証が可能とはいえない情報を提供することは認められない。

Q14 ④について，「臨床研究法」，「人を対象とする医学系研究に関する倫理指針」の制定以前に実施された社外の調査研究を販売情報提供活動の資材等に引用することは可能か。

A14 ①から③を満たしており，その他の関連法規や遵守すべき指針，業界団体の自主規範等も踏まえて，科学的及び客観的な根拠に基づくことを担保できる調査研究であれば，引用することは差し支えない。

Q15　④について，「臨床研究法」，「人を対象とする医学系研究に関する倫理指針」の対象とならない海外における社外の調査研究を販売情報提供活動の資材等に引用することは可能か。

A15　A14と同様。

Q16　④について，社外の調査研究が「人を対象とする医学系研究に関する倫理指針」を遵守したものであるかを，文献からは判読できない場合や，容易に確認できない場合があるため，可能な限りの確認を行うことが求められていると考えてよいか。

A16　③が満たされていることを前提として，その理解で差し支えない。ただし，可能な限りの確認を行ったことを説明できる状態にしておくこと。

Q17　④について，利益相反に関する具体的内容が「明記されたものであること」とあるが，引用する論文中に利益相反に関する記述がない場合には，分かりうる情報のみを記載することでよいか。

A17　当該規定は自社との利益相反関係に関するものであり，自社の行った物品，金銭，労務等の提供の確認は当然に行われるべき事項である。このため，当該確認ができない論文の使用は差し控えるべきである。

　　なお，既に作成して使用されている販売情報提供活動の資材等については，順次利益相反に関する記載の見直しをすること。

第1　3　販売情報提供活動の原則 (3)

Q18　②について，「優位性を示せなかったことなど，医療用医薬品の有効性・安全性・品質に関し，ネガティブな情報についても提供すること」とされているが，どのような情報を提供することが考えられるか。

A18　例えば，原著論文からデータを引用する場合に，自社製品に有利な部分のみを抜粋することなく，自社製品の優位性が示せなかったことや，副作用等のリスクに関する情報等も含めて提供する等，原著論文の内容を歪めないよう正確に情報を提供すること。

第2　2　社内体制の整備

Q19　販売情報提供活動の資材等の審査とモニタリング等を別の組織で担い，それぞれ責任者を置くことは可能か。

A19　販売情報提供活動監督部門内において，審査，モニタリング等についてそれぞれ責任者を置くことは差し支えない。

　　ただし，その場合であっても，販売情報提供活動について，責任の所在を明確にし，一貫した対応を行う必要がある等の観点から，両機能を統括する販売情報提供活動監督部門の責任者を明確化する必要がある。

Q20 販売情報提供活動監督部門は，「販売情報提供活動の担当部門から独立した形で社内に設け」とあるが，モニタリングに関する業務を行う実務担当者として，営業活動の実態に精通した営業部門の従業員を活用することは認められるか。

A20　モニタリングに関する業務を行う実務担当者は，販売情報提供活動の担当部門から独立した部門に所属する者とすることが望ましいが，販売情報提供活動監督部門において，より実効的なモニタリングを行うために必要であると判断し，販売情報提供活動の担当者の経験等を活用することを否定するものではない。

　ただし，販売情報提供活動の担当者がモニタリングに関する業務を実施するに際しては，モニタリングの手順や評価項目を客観的に定めることや，当該担当者の販売情報提供活動監督部門における人事上の位置づけを明確にすること等により，適正なモニタリングが行われるための体制を構築するとともに，こうした担当者は，当然のことながら，販売情報提供活動の担当部門との関係にとらわれることなく監督業務を適切に判断，実施することが求められる。

Q21 メディカルアフェアーズ部門を販売情報提供活動監督部門とすることは認められるか。

A21　「販売情報提供活動」の該当性は，実際になされた活動により個別に評価・判断されるものであるから，メディカルアフェアーズ部門は被監督部門となる可能性があるため，販売情報提供活動監督部門とすることは原則として認められない。

　ただし，資材等の審査を含め，販売情報提供活動監督部門の活動におけるメディカルアフェアーズ部門の従業員の活用に関しては，Q20と同様。

Q22 複数の部署や組織の集合体で販売情報提供活動資材の審査や，販売情報提供活動のモニタリング・指導等を行い，その適切性を担保している例もあることから，本ガイドラインの趣旨に沿って各社が裁量をもって組織を設計することが許容されるか。

A22　「販売情報活動監督部門」を構成する部署や人員については，既存の組織を活用して構成することは差し支えない。

　ただし，「販売情報活動監督部門」の組織，構成員及び責任者等は，明確にされている必要がある。

Q23 審査・監督委員会は，販売情報提供活動監督部門外の社内に設置してもよいか。

A23　差し支えない。ただし，審査・監督委員会を販売情報提供活動監督部門の内外いずれに設ける場合であっても，その助言を十分活用し，モニタリングや審査等に第三者の視点が適切に反映されるような体制を構築することが重要である。

Q24 審査・監督委員会の構成員に含めることとされている「自社からの独立性を有する者」について，どの程度の独立性が求められるか。

A24 審査・監督委員会には，医薬品製造販売業者等の利害にとらわれることなく，販売情報提供活動監督部門に対する助言を行うことにより，販売情報提供活動の資材等の審査やモニタリング等の監督指導が適正に行われることを確保する役割が求められている。そのため，「自社からの独立性を有する者」については，医薬品製造販売業者等の利害にとらわれない社外者としての立場から毅然とした助言を行うことができる者といえるかどうかを，慎重に判断する必要がある。

Q25 審査・監督委員会に「自社からの独立性を有する者が含まれる」とあるが，例えば，業界による自主ガイドラインに従い，外部の弁護士等の専門家が販売情報提供活動の資材等の審査を行っている場合，この者を審査・監督委員会に求められる「自社からの独立性を有する者」とすることが許容されるか。

A25 審査・監督委員会による販売情報提供活動監督部門に対する助言が適正に行われることを確保する観点から，販売情報提供活動の資材等の審査の業務を行う者が，審査・監督委員会の構成員となることは認められない。
　したがって，現に販売情報提供活動の資材等の審査を行っている外部の弁護士等の専門家を，「自社から独立性を有する者」として活用する場合は，販売情報提供活動監督部門ではなく，審査・監督委員会の構成員として位置づけること。

Q26 日本法人の社長の指揮監督下にない，グローバルの組織に所属する者（例えば，日本法人のコンプライアンス部門が，日本法人の社長の指揮監督下になく，グローバルのコンプライアンス組織に所属している場合）は，「自社からの独立性を有する者」に該当しうるか。

A26 グループ企業として利害関係を共にしていることから，日本法人の社長の指揮監督下にあるかどうかにかかわらず，独立性を有する者には該当しない。

Q27 販売情報提供活動監督部門の責任者に対して必要な助言ができる適切な外部機関に審査・監督委員会の業務を委託してよいか。

A27 差し支えない。ただし，その場合であっても，モニタリングや審査等の監督指導に関する責任は販売情報提供活動監督部門が担うこと。

第2　4　販売情報提供活動に関する評価や教育等

Q28 「経営陣は，役員・従業員が適切な販売情報提供活動を行ったかどうか及び行わせたかどうかを確認し，役員・従業員に対する評価に適切に反映すること」とあるが，具体的にはどのようなことを想定しているか。

A28　例えば，販売情報提供活動の担当部門に所属する者に対して，適切な販売情報提供活動を行ったこと及び行わせたことを人事上の評価項目として設定するなど，売り上げ至上主義によらない人事評価制度や報酬体系とすることが考えられる。

第2　5　モニタリング等の監督指導の実施

Q29　販売情報提供活動のモニタリングについて，定期的なモニタリングや審査・監督委員会への販売情報提供活動の実施状況の報告の頻度等の目安はあるか。

A29　本ガイドラインを遵守した適切な販売情報提供活動が行われることを担保できるよう，各社の販売情報提供活動等の状況に応じて，適切なモニタリング計画を策定し，運用すること。

第2　6　手順書・記録の作成・管理

Q30　販売情報提供活動に係る手順書に網羅すべき必須項目はあるか。

A30　販売情報提供活動の方法，業務記録の作成，販売情報提供活動の資材等の取扱い等の項目を含め，本ガイドラインを遵守した適切な販売情報提供活動が行われることを担保することができるよう，各社の販売情報提供活動等の状況に応じて，手順書を定めること。
　また，手順書の項目については，各社における運用を踏まえ，随時必要な改訂を行うこと。

Q31　口頭の説明の全てを業務記録に詳細に記載することは困難であることから，日時，訪問先医療機関名，医師・薬剤師名，使用した資材等の情報を記載する程度で足りるか

A31　販売情報提供活動監督部門による審査済みの販売情報提供活動の資材に基づき，その範囲内での説明を行う限りにおいては，日時，訪問先医療機関名，医師・薬剤師名，使用した資材等の情報を記載することで差し支えないが，販売情報提供活動の資材に記載のない事項についての説明を行う場合は，医師・薬剤師とのやりとりの概要を含めた具体的な内容の記録が求められる。

Q32　販売情報提供活動に係る業務記録の保管期間の目安はあるか。

A32　本ガイドラインにおいて，業務記録の作成が求められている趣旨及びその必要性を踏まえて，各社の状況に応じて適切に設定すること。

第2　8　苦情処理

Q33　販売情報提供活動について苦情を受け付ける窓口の外部への周知方法について定められた方法はあるか。

A33　各社の状況に応じて適切と考えられる方法で周知することで差し支えない。

Q34　外部からの問合せ窓口として既に会社ホームページやお客様相談室等がある場合は，そうした窓口を活用した上で，販売情報提供活動に関する苦情が適切に販売情報提供活動監督部門に報告されるよう対応することでよいか。

A34　差し支えない。ただし，販売情報提供活動に関する苦情について，その他の苦情と明確に区別して適切に対応するように留意すること。

第4　3　未承認薬・適応外薬に関する情報提供

Q35　未承認薬・適応外薬に関する情報提供はMRでも可能との理解でよいか。

A35　未承認薬・適応外薬等に関する情報提供は，通常の販売情報提供活動とは切り分けることとしており，かつ，専門的，科学的な妥当性が特に求められることから，通常の販売情報提供活動の担当者以外の適切に対応ができる立場の者が対応することが望ましいが，MRが通常の販売情報提供活動とは切り分けられた環境において，ガイドライン第4の3の(1)から(8)の条件を全て満たした上で対応することを否定するものではない。

Q36　未承認薬・適応外薬に関する情報提供に関する記録の保管期間の目安はあるか。

A36　本ガイドラインにおいて，未承認薬・適応外薬等に関する情報提供についての記録の作成が求められている趣旨及びその必要性を踏まえて，各社の状況に応じて適切に設定すること。

Q37　メディアセミナーやプレスリリースを通じた情報提供についても，本ガイドラインの適用を受けると考えてよいか。

A37　メディアセミナーやプレスリリースを通じた情報提供については，実際になされた活動により「販売促進を期待して」なされたか否かを個別に評価・判断されるものであるから，一律に本ガイドラインの適用から除外されるわけではない。

　特に，一般人向けメディアが含まれる場合については，一般人向け広告に該当するおそれがあるため，慎重な対応が求められる。

Q38　第4の2に「関連団体における対応」の項があるが，ここでいう「関連団体」とは，どのような団体が対象となるのか。

A38　各団体に所属する事業者が取り扱う医薬品の特性に差異があることを踏まえ，その差異に応じた業種別団体を念頭に置いたものである。

医療用医薬品の販売情報提供活動に関するガイドラインに関するQ&Aについて（その2）

平成31年3月29日

各都道府県・保健所設置市・特別区衛生主管部（局）薬務主管課あて

厚生労働省医薬・生活衛生局監視指導・麻薬対策課事務連絡

　医薬品等の広告規制については，医療用医薬品の不適切な広告事例が散見され，これらにより確認された課題に対応するため，「医療用医薬品の販売情報提供活動に関するガイドライン」（平成30年9月25日付け薬生発0925第1号厚生労働省医薬・生活衛生局長通知別添。以下「本ガイドライン」という。）を策定の上，発出したところです。

　また，本ガイドラインの円滑な運用を確保するため，「医療用医薬品の販売情報提供活動に関するガイドラインに関するQ&Aについて」（平成31年2月20日付け厚生労働省医薬・生活衛生局監視指導・麻薬対策課事務連絡）を発出したところですが，今般，特に本ガイドラインの第4の3の未承認薬・適応外薬等に関する情報提供について，別添のとおり，追加でQ&Aをとりまとめましたので，業務の参考としていただくとともに，貴管下の関係業者に対して周知をお願いします。

　なお，医療関係者以外の国民，患者やその団体から求めがあった場合への情報提供のあり方については，さらに検討することとしておりますので，念のため申し添えます。

〈別添〉

第4 3 未承認薬・適応外薬等に関する情報提供

(1) 情報提供可能な未承認薬・適応外薬等に関する使用情報 (効能・効果, 用法・用量関係の情報)

Q1 医師又は薬剤師から未承認薬・適応外薬又は国内では認められていない用法・用量に関する情報を求められた場合, どのような情報であれば情報提供可能か。

A1 　企業として本ガイドラインに適合し情報提供可能と判断した情報を, 本ガイドラインの条件に従って情報提供することは差し支えない。

　その際, 提供する情報は, 科学的・客観的根拠に基づき正確なものでなければならないとしているところであるが, 治療ガイドラインや査読付き原著論文, FDA・EMAなど海外の行政機関が公表している審査報告書や副作用情報, 海外の添付文書は, 学会, 海外の行政機関等により一定の評価が行われていることから, 科学的・客観的根拠に基づき正確なものかどうかを判断する目安となり得る。

　また, 症例報告については, 患者数が限られる症例等に関して情報を求められた場合等は, 症例報告を恣意的に選択することなく, エビデンスが十分でないことを明確に伝えた上で, 情報提供することも差し支えない。

　なお, ネガティブな情報については, 症例報告も含めて情報提供することが必要である。

　特に留意すべき項目：(4), (5), (6), (7)

Q2 医師又は薬剤師から国内では承認されていない海外における効能・効果, 用法・用量等に関する情報を求められた場合, どのような情報であれば情報提供可能か。

A2 　A1と同様。

Q3 医師又は薬剤師から再評価の結果, 承認が取り消された効能・効果, 用法・用量に関する情報を求められた場合, どのような情報であれば情報提供可能か。

A3 　再評価の結果, 承認が取り消されたこと及び承認が取り消された理由について情報提供することは差し支えない。

　特に留意すべき項目：(6)

Q4 医師又は薬剤師から未承認薬・適応外薬又は国内では認められていない用法・用量に関する治験データを求められた場合, どのような情報であれば情報提供可能か。

A4 　A1と同様。

　ただし, 症例報告に関する部分は除く。

　特に留意すべき項目：(4), (5), (6)

| **Q5** | 医師又は薬剤師から添付文書に明確に記載されていない小児等への投与に関する情報を求められた場合，どのような情報であれば情報提供可能か。 |

| **A5** | A1と同様。 |

(2) 情報提供可能な未承認薬・適応外薬等に関する使用情報 (開発関係の情報)

| **Q6** | 医師又は薬剤師から未承認薬や効能追加に関する開発の状況に関する情報（治験情報）を求められた場合，どのような情報であれば情報提供可能か。 |

| **A6** | 例えば，厚生労働省ホームページにおいて「国内での治験・臨床研究の情報」として紹介されているサイト（大学病院医療情報ネットワーク（UMIN），（一財）日本医薬情報センター（JAPIC），（公社）日本医師会治験促進センター（JMACCT））の情報，臨床研究法に基づき公開されている医療機関等で実施される臨床研究（臨床研究実施計画・研究概要公開システム：JRCT）の情報，PMDAホームページで公開されている主たる治験及び人道的見地から実施される治験（拡大治験）の情報，ClinicalTrials.gov（※）の情報等を，本ガイドラインの条件に従って情報提供することは差し支えない。
（※）https://www.clinicaltrials.gov/
特に留意すべき項目：(4)，(5)，(6) |

(3) 情報提供可能な未承認薬・適応外薬等に関する使用情報 (品質関係の情報)

| **Q7** | 医師又は薬剤師から一包化したときの裸錠での安定性，粉砕時の安定性，複数の医薬品を混合した場合の配合変化など，承認を受けていない品質に関する情報を求められた場合，どのような情報であれば情報提供可能か。 |

| **A7** | 一包化したときの裸錠での安定性，粉砕時の安定性，複数の医薬品を混合した場合の配合変化など品質に関する社内資料を，企業として本ガイドラインに適合し情報提供可能と判断した上で，本ガイドラインの条件に従って情報提供することは差し支えない。
なお，情報提供にあたっては，試験条件，試験方法などを含めたデータを提供するなど，科学的・客観的根拠に基づき正確な情報を提供するよう留意することが必要である。
特に留意すべき項目：(4)，(7) |

| **Q8** | 医師又は薬剤師から承認を受けていない簡易懸濁法に関する情報を求められた場合，どのような情報であれば情報提供可能か。 |

| **A8** | A7と同様。 |

(4) 情報提供資料の事前作成

Q9 医師又は薬剤師から頻度高く求められる適応外薬又は国内では認められていない用法・用量に関する情報について，あらかじめ，適切な社内手続を経て本ガイドラインに適合する回答書を作成しておき，医師又は薬剤師から情報提供の求めがあった場合に，当該回答書を提供することは可能か。

A9 問の状況において，あらかじめ回答書を作成しておくことは差し支えないが，医療関係者からの求めに応じて回答書を提供するときには，回答書の内容が医療関係者の要求内容に沿ったものになっていることを確認することが必要である。
　　　特に留意すべき項目：(2)，(3)

(5) 他の目的で情報提供する資料に未承認薬・適応外薬等に関する使用情報が含まれる場合

Q10 医師又は薬剤師から治療ガイドラインに関する情報を求められた場合で，治療ガイドラインにおいて推奨される治療方法に，適応外薬又は国内では認められていない用法・用量に関する情報が含まれるときは，当該治療ガイドラインを提供することが可能か。

A10 当該治療ガイドラインに承認を受けていない効能・効果，用法・用量等に関する情報が含まれることを明確に伝え，当該治療ガイドラインを本ガイドラインの条件に従って提供することは差し支えない。
　　　特に留意すべき項目：(7)

Q11 医師又は薬剤師から使用成績調査の結果に関する情報を求められた場合で，既に自社が公表している使用成績調査の結果に国内では認められていない用法・用量に関する情報が含まれているときは，当該使用成績調査の結果に関する情報を提供することが可能か。

A11 法令に基づき行った報告（安全性定期報告）の内容には，承認を受けていない用法・用量等に関する情報が含まれることを明確に伝えた上で，当該報告の内容を，本ガイドラインの条件に従って情報提供することは差し支えない。
　　　特に留意すべき項目：(6)，(7)

Q12 医師又は薬剤師から査読付き原著論文に関する情報を求められた場合で，当該論文に適応外薬又は国内では認められていない用法・用量に関する情報が含まれているときは，当該査読付き原著論文を提供することが可能か。

A12 当該論文に承認を受けていない効能・効果，用法・用量等に関する情報が含まれていることを明確に伝え，当該論文を本ガイドラインの条件に従って提供することは差し支えない。
　　　特に留意すべき項目：(5)，(7)

(6) 医療関係者から求めがあった場合

Q13 医師又は薬剤師と面談した際に医師又は薬剤師の関心が高い分野が判明したので，医師又は薬剤師から求めがなくても，当該分野に関する未承認薬・適応外薬又は国内では認められていない用法・用量に関する情報を提供してよいか。

A13 医師又は薬剤師からの求めがなければ，未承認薬・適応外薬又は国内では認められていない用法・用量に関する情報の提供は認められない。
　　　特に留意すべき項目：(2)，(3)

Q14 医師又は薬剤師から未承認・適応外薬又は国内では認められていない用法・用量に関する情報を求められ，本ガイドラインに従って査読付き原著論文を提供する場合，求めにより提供した情報と同じ情報であれば，企業に情報提供の求めをしていない他の医師又は薬剤師に提供してよいか。

A14 医師又は薬剤師からの求めがなければ，未承認・適応外薬又は国内では認められていない用法・用量に関する情報の提供は認められない。
　　　特に留意すべき項目：(2)，(3)

Q15 適応外薬又は国内では認められていない用法・用量での医薬品の使用経験を有している医師に対し，当該医師から情報提供の求めがない場合に，適応外薬又は国内では認められていない用法・用量に関する情報を提供してよいか。

A15 医師からの求めがなければ，適応外薬又は国内では認められていない用法・用量に関する情報の提供は認められない。
　　　特に留意すべき項目：(3)

---

(7) 医療関係者と面談中に求めがあった場合

Q16 疾病の治療方法について医師又は薬剤師と議論しているときに，当該医師又は薬剤師から未承認薬・適応外薬又は国内では認められていない用法・用量に関する情報を求められた場合，情報提供可能か。

A16 企業として本ガイドラインに適合し情報提供可能と判断した情報を，本ガイドラインの条件に従って情報提供することは差し支えない。
　　　ただし，問の状況における医師又は薬剤師との議論が，販売情報提供活動の一連の流れの中で行われている場合は，未承認薬・適応外薬又は国内では認められていない用法・用量に関する情報の提供については，販売情報提供活動と切り分けて行う必要がある。
　　　特に留意すべき項目：(1)

(8) 医療関係者に意見聴取する場合

Q17　企業の医薬品の開発に関する助言提供について契約を締結した医師又は薬剤師が出席する，医薬品の国内開発検討のための社内会議において，未承認薬・適応外薬又は国内では認められていない用法・用量に関する海外治験データを使用して検討を行うことは可能か。

A17　問の状況において，検討を行うことは差し支えない。
　　　　特に留意すべき項目：(1)

Q18　企業の研究者が学術誌で公表する論文を医療関係者と共著するため，医師又は薬剤師に対し，未承認薬・適応外薬又は国内では認められていない用法・用量に関する情報を提供することは可能か。

A18　問の状況において，情報提供することは差し支えない。ただし，臨床研究法等の関係法令や遵守すべき指針等に従う必要がある。
　　　　特に留意すべき項目：(1)

(9) 口頭での情報提供

Q19　本ガイドラインにおいて，「情報提供にあたっては，要約，省略，強調等を行わないこと」とされているところ，企業の薬相談窓口に，電話で，医師又は薬剤師から適応外薬又は国内では認められていない用法・用量に関する情報提供の求めがあった場合，情報提供に際してどのようなことに留意すべきか。

A19　問の状況における情報提供にあたっては，効能・効果，用法・用量等の有効性に関する情報のみならず，副作用など安全性に関する情報も提供するなど，有効性及び安全性に関する情報を適切に提供する必要があることに留意すべきである。
　　　　特に，単に時間が限られているという理由で，安全性に関する情報の提供を省略してはならないことに留意し，そのような場合には，他の情報提供の方法も検討する必要がある。
　　　　特に留意すべき項目：(4)，(6)

(10) 複数の医療関係者への情報提供

Q20　医師又は薬剤師から未承認薬・適応外薬又は国内では認められていない用法・用量に関する情報提供を求められ，本ガイドラインに従って情報提供している場所に，別の医師又は薬剤師が自分も情報提供を受けたいと同席した場合，情報提供が可能か。

A20　自分も情報提供を受けたいとして同席した医師又は薬剤師に対しても，その求めに応じて本ガイドラインの条件に従って情報提供することは差し支えない。
　　　　特に留意すべき項目：(3)

Q21 多数の医師が参加している医薬品に関する医局説明会において，参加医師から当該医薬品の国内では承認されていない海外における効能・効果，用法・用量等に関する質問を受けた場合，質問を受けた医師以外の多数の医師の前で回答して差し支えないか。

A21 本ガイドラインの条件に従って情報提供（回答）することは差し支えない。

ただし，質問の内容によっては，その場では最小限の情報提供にとどめ，別の機会に質問者に対して個別に対応する方法を検討することも考慮するべきである。

特に留意すべき項目：(2)

Q22 病院の医局又は薬局の医師又は薬剤師から未承認薬・適応外薬又は国内では認められていない用法・用量に関する情報提供を求められ，情報提供を求めた医師又は薬剤師が外出中で不在である場合に，同一医局又は薬局の他の医師又は薬剤師に対して当該情報を提供するよう依頼されたときは，当該他の医師又は薬剤師に対して情報提供可能か。

A22 本ガイドラインの条件に従って情報提供することは差し支えない。

ただし，この場合，情報提供を求めた医師又は薬剤師と情報提供対象の医師又は薬剤師が，当該情報提供を受けることについて連携していることを確認することなどに注意が必要である。

特に留意すべき項目：(2)，(3)

(11) 講演会，学会等における情報提供

Q23 学会会場の展示ブースで，医師又は薬剤師から適応外薬又は国内では認められていない用法・用量に関する情報の提供を求められた場合，情報提供可能か。

A23 企業として本ガイドラインに適合し情報提供可能と判断した情報を，本ガイドラインの条件に従って情報提供することは差し支えない。

ただし，通常，学会会場の展示ブースにおける情報提供は販売情報提供活動の一環として行われていると考えられることから，問の状況においては，承認を受けていない効能・効果，用法・用量等に関する情報であることを明示し，より丁寧に，販売情報提供活動と切り分けて情報提供をすることが必要である。

特に留意すべき項目：(1)，(3)，(7)

Q24 日本企業のグループ会社である海外の現地企業主催の講演会で，海外において承認されている情報であって未承認薬・適応外薬又は国内では認められていない用法・用量に関する情報が提供される場合，日本から医師又は薬剤師が日本企業による働きかけ等によらず当該講演会に参加するときは，当該日本企業による未承認薬・適応外薬又は国内では認められていない用法・用量に関する情報の提供に当たるか。

A24 当たらない。

特に留意すべき項目：(1)

(12) 従業員の学会活動

> **Q25** 未承認薬・適応外薬又は国内では認められていない用法・用量に関する治験データについて，企業のメディカル・アフェアーズ（MA）の従業員が学会発表することは可能か。

A25 企業の従業員が，自社主催又は共催でない学会の発表の場において，学会からの求めに応じ，本ガイドラインの条件に従って治験データについて発表することは差し支えない。

特に留意すべき項目：(2)，(3)，(7)

(13) いわゆる虫食い効能の情報提供

> **Q26** 医師又は薬剤師から，先発医薬品は承認を有しているが，再審査期間，特許等の理由で後発医薬品が承認を有していない効能・効果，用法・用量等に関する情報の提供を，当該後発医薬品の製造販売業者が求められた場合，当該後発医薬品の製造販売業者は，先発医薬品のみが承認を有している効能・効果，用法・用量等に関する情報を提供可能か。

A26 先発医薬品が承認を有する効能・効果，用法・用量等について，当該後発医薬品が承認を有していない事実を情報提供することは差し支えない。

ただし，先発医薬品のみが承認を有している効能・効果，用法・用量等について情報提供することは認められない。

特に留意すべき項目：(1)，(4)，(6)，(7)

(14) 患者に対する情報提供

> **Q27** 患者団体から未承認薬や効能追加に関する開発の状況に関する情報（治験情報）を求められた場合，どのような情報であれば情報提供可能か。

A27 例えば，厚生労働省ホームページにおいて「国内での治験・臨床研究の情報」として紹介されているサイト（大学病院医療情報ネットワーク（UMIN），（一財）日本医薬情報センター（JAPIC），（公社）日本医師会治験促進センター（JMACCT））の情報，臨床研究法に基づき公開されている医療機関等で実施される臨床研究（臨床研究実施計画・研究概要公開システム：JRCT）の情報，PMDA ホームページで公開されている主たる治験及び人道的見地から実施される治験（拡大治験）の情報，ClinicalTrials.gov（※）の情報等を，本ガイドラインの条件に従って情報提供することは差し支えない。

（※）https://www.clinicaltrials.gov/

特に留意すべき項目：(4)，(7)

医療用医薬品の販売情報提供活動に関するガイドラインに関するQ&Aについて
(その3)

令和元年9月6日
各都道府県・保健所設置市・特別区衛生主管部 (局) 薬務主管課あて
厚生労働省医薬・生活衛生局監視指導・麻薬対策課事務連絡

　医薬品等の広告規制については，医療用医薬品の不適切な広告事例が散見され，これらにより確認された課題に対応するため，「医療用医薬品の販売情報提供活動に関するガイドライン」(平成30年9月25日付け薬生発0925第1号厚生労働省医薬・生活衛生局長通知別添。以下「本ガイドライン」という。) を策定の上，発出したところです。

　また，本ガイドラインの円滑な運用を確保するため，「医療用医薬品の販売情報提供活動に関するガイドラインに関するQ&Aについて」を随時発出してきたところですが，関係各者からの要望に基づき，別添のとおり，追加でQ&Aをとりまとめましたので，業務の参考としていただくとともに，貴管下の関係業者に対して周知をお願いします。

〈別添〉

第1 2 適用範囲等
第4 3 未承認薬・適応外薬等に関する情報提供

Q1 患者の状態に応じ，医療現場の判断で簡易懸濁，粉砕等を行う際に参考となる医薬品の安定性等の情報について，インタビューフォームへ記載の上，情報提供することは可能か。

A1 販売情報提供活動ガイドラインでは，医療関係者から製造販売業者に対し，未承認薬・適応外薬等に関する情報提供について求めがあった場合に行うことは差し支えないこととしている。

インタビューフォームは，添付文書の内容を補完し，調剤等に際して必要な情報を提供することを目的として，医薬品の適正使用のために必要となる情報提供資材として，医療関係団体の要請をもとに作成されたものである。

嚥下困難者及び小児に対する投薬治療に際し，これまで医療現場の判断で簡易懸濁，粉砕等が行われてきた実態があることに鑑み，製造販売業者が，簡易懸濁，粉砕等を行った際の医薬品の安定性等に関する情報を，インタビューフォームに記載の上，情報提供することについては，ガイドライン上の医療関係者からの求めがあった場合として整理することで差し支えない。

ただし，その記載にあたっては，承認上認められていない用法等であることを考慮して，試験法の明示など記載事項・内容については，一定の共通ルールに従って行われることが求められる。また，インタビューフォームに記載した簡易懸濁，粉砕等に関する情報を抜粋してホームページに掲載する場合は，インタビューフォームに記載した内容を過不足なく記載すること。

医療用医薬品の販売情報提供活動に関するガイドラインに関するQ&Aについて（その4）

令和6年2月21日

各都道府県・保健所設置市・特別区衛生主管部（局）薬務主管課あて

厚生労働省医薬局監視指導・麻薬対策課事務連絡

　医薬品等の広告規制については，医療用医薬品の不適切な広告事例が散見され，これらにより確認された課題に対応するため，「医療用医薬品の販売情報提供活動に関するガイドライン」（平成30年9月25日付け薬生発0925第1号厚生労働省医薬・生活衛生局長通知別添。以下「本ガイドライン」という。）を策定の上，発出したところです。

　また，本ガイドラインの円滑な運用を確保するため，「医療用医薬品の販売情報提供活動に関するガイドラインに関するQ&Aについて」を随時発出してきたところですが，関係各者からの要望に基づき，別添のとおり，追加でQ&Aをとりまとめましたので，業務の参考としていただくとともに，貴管下の関係業者に対して周知をお願いします。

第1 3 販売情報提供活動の原則 (2) ④ (他社製品等の誹謗等の禁止)

> **Q1** 第1 3 販売情報提供活動の原則 (2) ④において,「他社製品を誹謗,中傷すること等により,自社製品を優れたものと訴えること。」が禁止されているが,医師又は薬剤師から他社製品に関する情報や自社製品と他社製品との比較情報を求められた場合,情報提供可能か。

A1 医師又は薬剤師からの求めに応じて,他社製品に関する情報や自社製品と他社製品との比較情報を提供する行為自体は,当該規定には抵触しない。ただし,情報提供に当たっては,次に掲げる条件を全て満たすこと。

・情報提供する内容は,要求内容に沿ったものに限定するとともに,情報提供先は要求者に限定すること。また,提供情報を要求内容に沿ったものとするため,当該医師又は薬剤師に対し,求められている具体的な情報を確認すること。

・医療関係者・患者等から情報提供を求められていないにもかかわらず,求められたかのように装わないこと。

・提供する情報は,虚偽・誇大な内容であってはならず,科学的・客観的根拠に基づき正確なものでなければならないこと。また,他社製品にとって不利となる情報のみを恣意的に選択しないこと。

・直接比較することが科学的に適切ではない場合はその旨及びその理由等も提供するなど,正確な理解を促すために必要な情報を提供すること。

なお,情報提供に当たっては,販売情報提供活動の一環である以上,本ガイドラインや医薬品等適正広告基準の遵守が前提となる。

> **Q2** 医師又は薬剤師から自社製品と他社製品との比較情報を求められた場合,添付文書,インタビューフォーム,治療ガイドライン等に記載されている内容を情報提供可能か。

A2 情報提供の取扱いはA1と同様。

引用資料については,添付文書やインタビューフォームに記載の内容を使用することは差し支えない。治療ガイドラインの取扱いについては,Q&Aその2 A1を参照すること。

> **Q3** 医師又は薬剤師から自社製品と他社製品との有効性に関する比較情報を求められた場合,情報提供可能か。

A3 情報提供の取扱いはA1と同様。

なお,患者背景等の異なる臨床試験の成績を調整することなく比較すること等,単に比較した情報を提供することが科学的に公平な比較とは言えない場合があることから,情報提供にあたっては,本ガイドラインに基づき,比較情報の出典を明らかにする等の対応が必要である。また,主要評価項目,副次評価項目等の位置付けを明確にする必要がある。

Q4 医師又は薬剤師から自社製品と他社製品との有効性に関する比較情報を求められた場合，文献等にはなっていないが学会発表されている内容の情報提供は可能か。

A4 情報提供の取扱いはA1と同様。

引用資料については，本ガイドライン第1 3(1)③においては，「提供する情報は，科学的及び客観的な根拠に基づくものであり，その根拠を示すことができる正確な内容のものであること。その科学的根拠は，元データを含め，第三者による客観的評価及び検証が可能なもの，又は第三者による適正性の審査（論文の査読等）を経たもの（承認審査に用いられた評価資料や審査報告書を含む。）であること。」が販売情報提供活動の原則とされている。文献等にはなっていない学会発表であることのみをもって，提供不可とはならないが，学会発表は実質査読がなく，エビデンスが十分に確立されているとは言えないため，文献等にはなっていない学会発表であること，エビデンスが十分に確立されているとは言えないことを明確に説明した上で情報提供すること。また，その内容については，販売情報提供活動の一環である以上，本ガイドラインや医薬品等適正広告基準の遵守が前提となる。

Q5 医師又は薬剤師から自社製品と他社製品との（直接比較試験又は個別の試験で得られた）有効性に関する比較情報について一覧表の提出を求められた場合，情報提供可能か。

A5 A3と同様。

Q6 医師又は薬剤師から自社製品と他社製品との安全性（副作用等）に関する比較情報を求められた場合，情報提供可能か。

A6 情報提供の取扱いはA1と同様。

なお，患者背景等の異なる臨床試験の成績を調整することなく比較すること等，単に比較した情報を提供することが科学的に公平な比較とは言えない場合があることから，情報提供にあたっては，本ガイドラインに基づき，比較情報の出典を明らかにする等の対応が必要である。また，特定の種類の副作用を示すだけでなく，安全性（副作用等）の全体像を示す必要があること。

Q7 医師又は薬剤師から自社製品と他社製品との禁忌，特定の使用上の注意事項，相互作用，特定の副作用や特定の背景についての副作用について比較情報を求められた場合，情報提供可能か。

A7 A6と同様。

Q8 医師又は薬剤師から他社製品から自社製品への切替用量についての情報を求められた場合，文献等にはなっていないが学会発表されている内容について情報提供可能か。

A8 A4と同様。

Q9 医師又は薬剤師から自社製品と他社製品との薬価に関する比較情報を求められた場合，情報提供可能か。

A9 　薬価に関する情報提供は内容としては本ガイドラインの規制対象外であるが，販売情報提供活動の一環である以上，本ガイドラインや医薬品等適正広告基準の遵守が前提となる。情報提供にあたっては，医師又は薬剤師の誤認を招かない公平な比較情報とすること。

Q10 自社製品と他社製品との比較情報については、医師又は薬剤師からの求めがない場合には、提供することはできないのか。

A10 　Q1からQ9までの質問及び回答については、医師又は薬剤師から自社製品と他社製品との比較情報について販売情報提供活動の一環として製造販売業者が提供を求められた事例を想定して記載したものであり、自社製品と他社製品との比較情報について、医師又は薬剤師からの求めがない限り提供が認められないことを意図したものではない。医師又は薬剤師からの求めによらず、比較情報の提供を行う場合には、「薬事法における医薬品等の広告の該当性について」（平成10年9月29日医薬監第148号厚生省医薬安全局監視指導課長通知）や「医薬品等適正広告基準の解説及び留意事項等について」（平成29年9月29日薬生監麻発0929第5号厚生労働省医薬・生活衛生局監視指導・麻薬対策課長通知）2　第4　9等を踏まえ適切に行うこと。なお、広告の該当性に関し、医薬品等の適正使用推進や安定供給に係る情報の提供等、顧客を誘引する意図がない情報について自社製品と他社製品との比較の上で提供することは、広告には該当せず、これを行うことは差し支えない。

第4　3　未承認薬・適応外薬等に関する情報提供

Q11 医師又は薬剤師から自社製品の適応外使用に関する情報を求められた場合，求められた内容に対し適切な回答をその場で行う準備が整っていることを前提として，その場で情報提供可能か。

A11 　医師又は薬剤師から自社製品の適応外使用に関する情報を求められた時に，その場で情報提供を行うことをもって不可となるものではない。適応外使用に関する情報提供の取扱いについては，本ガイドラインの第4　3に従い，情報提供先を要求者に限定するなどの対応を行う必要がある。

Q12 医師又は薬剤師から自社製品の適応外使用に関する情報を求められた場合,「医療用医薬品の販売情報提供活動に関するガイドラインに関するQ&A（その2）」のQ1において示されている情報に加えて，最新の学会発表情報についても情報提供可能か。

A12 学会発表情報の取扱いについてはA4と同様。また，適応外薬等に関する情報提供の取扱いについては，本ガイドラインに従う必要がある。

Q13 医師又は薬剤師から治療ガイドラインに関する情報を求められた場合,「医療用医薬品の販売情報提供活動に関するガイドラインに関するQ&A（その2）」のQ10において示されている適応外薬や国内では認められていない用法・用量に関する情報に加えて，国内未承認薬の情報が含まれている場合でも情報提供可能か。

A13 当該治療ガイドラインに未承認薬に関する情報が含まれることを明確に伝え，当該治療ガイドラインに関する情報を本ガイドラインの条件に従って提供することは差し支えない。

Q14 医師又は薬剤師から適応外で医薬品を使用した場合における保険診療の可否に関する情報を求められた場合，当該医薬品について，単に，厚生労働省のウェブサイト「公知申請に係る事前評価が終了した適応外薬の保険適用について」に掲載されていることや，社会保険診療報酬支払基金のウェブサイト「審査情報提供事例（薬剤）」に掲載されていることを情報提供することは可能か。
https://www.mhlw.go.jp/bunya/iryouhoken/topics/110202-01.html
https://www.ssk.or.jp/shinryohoshu/teikyojirei/yakuzai/index.html

A14 差し支えない。

販売情報提供活動監視事業について

令和元年10月1日薬生監麻発1001第1号

公益社団法人日本医師会担当理事・日本医学会会長・一般社団法人日本医学会連合会長・公益社団法人
日本歯科医師会会長・公益社団法人日本薬剤師会会長・一般社団法人日本病院薬剤師会会長あて
厚生労働省医薬・生活衛生局監視指導・麻薬対策課長通知

　平素より医薬行政の推進に御協力を賜り，厚く御礼申し上げます。

　厚生労働省においては，臨床研究データを不正に利用した広告等が社会的な問題となった事例を受け，平成28年度より「医療用医薬品の広告活動監視モニター事業」（以下「モニター事業」という。）を実施してきました。

　モニター事業とは，医療現場の医師・薬剤師等に対する製薬企業の販売促進活動の状況を，モニターから直接収集して評価等を行う「広告活動監視モニター制度」を構築した上で，不適切事例については，企業及び医療関係者に広く公表し警鐘とするとともに，必要に応じて行政指導等の対応を図ることにより，企業による適正な広告活動を確保するための環境整備を進めることを目的としたものです。

　今般，不適切事例の報告をモニター以外からも広く受け付けるべきとの指摘がモニター委員や事業報告書からなされたことを受け，モニター事業を「販売情報提供活動監視事業」（以下「本事業」という。）として拡充し，全ての医療関係者から不適切事例の報告を受け付けることとしました。

　つきましては，報告様式をはじめとした関係資料をお示ししますので，貴会会員等に対し周知いただくとともに，本事業に協力いただきますようお願い申し上げます。

販売情報提供活動監視事業について

1. 事業目的

　大手製薬企業による，臨床研究データを不正に利用した広告等が社会的な問題となった事例を受け，厚生労働省においては，医療用医薬品を対象とした広告活動監視モニター制度を構築し，医療現場の医師・薬剤師に対する企業の販売促進活動の状況を直接収集して評価等を行い，不適切な事例については製薬企業及び医療関係者に広く公表し，警鐘とするとともに，必要に応じて，行政指導等の対応を図ることにより，企業による適正な広告活動を確保するための環境整備を進める「医療用医薬品の広告活動監視モニター事業」（以下「モニター事業」という）を平成28年度より実施してきた。

　モニター事業については，多くのモニターより，「不適切広告等の報告活動に携わることで，医薬品広告等を鵜呑みにすることなく注意深く評価する意識が向上したことから，報告活動の対象を全医療機関・薬局に拡大することによって，医療関係者全体の意識・技能向上に繋げることができる」との指摘がなされている。

　本事業は，モニター事業を「販売情報提供活動監視事業」として拡充するものであり，大型の総合病院を中心に配置しているモニターの体制を，精神疾患や慢性疾患患者がいる中規模病院にも拡大するとともに，新たにモニター配置施設以外の医療機関・薬局からも幅広く不適切事例を受け付けることにより，収集事例の多様化に加えて，実質的な「不適切な販売情報提供活動報告制度」の整備を図るものである。

2. 事業概要

①医療関係者向け広告に関する医療機関の医薬関係者からの情報収集
②医療関係者向け広告に関する医療機関・薬局の医薬関係者（モニター以外）からの報告収集・評価
③精度の高い報告を確保するための医療関係者に対する普及・啓発活動
④医学専門誌等の記事体広告等で示された広告の表現内容等に関する調査
⑤モニターとなる協力医療機関の担当者への研修会及び広告活動監視モニター事例検討会の開催
⑥報告書の作成

3. 実施主体

①事務局
　三菱UFJリサーチ＆コンサルティング株式会社
②厚生労働省担当部局
　厚生労働省医薬・生活衛生局監視指導・麻薬対策課

4. 不適切事例の報告収集

①趣旨
　医療用医薬品について，製薬企業等から虚偽・誇大広告，承認前広告をはじめとする広告規制に抵触するおそれのある広告活動があった際，医療現場における医薬関係者より情報提供いただくことで，本事業における報告収集の強化を図るもの。

②情報提供の方法

本事業事務局（三菱UFJリサーチ＆コンサルティング（株））のホームページに設置された「医療関係者向け医療用医薬品の広告活動に関する情報窓口」サイトに掲載されている記入要領及び報告様式に基づき，事務局宛にメールにてお送りいただく。

医療関係者向け医療用医薬品の広告活動に関する情報窓口サイト

　　URL：https://www.murc.jp/hanbaijohoteikyo/

報告送付先

　　Mail：promotion@murc.jp

5. 一般報告の受付開始時期

　　令和元年10月1日から

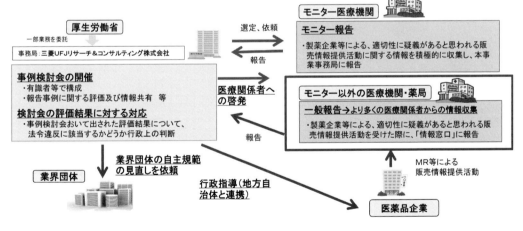

厚生労働省医薬・生活衛生局監視指導・麻薬対策課委託「販売情報提供活動監視事業」

「医療関係者向け医療用医薬品の広告活動に関する情報窓口」について

■概要

　本事業では，**適切性に疑義があると思われる，製薬企業等による医療用医薬品の販売情報提供活動**について，医療関係者の方々から広く事例報告をウェブサイト（https://www.murc.jp/hanbaijohoteikyo/）にて受け付けています。

　大手製薬企業による，臨床研究データを不正に利用した広告等が社会的な問題となった事例を受け，厚生労働省においては，医療用医薬品を対象とした広告活動監視モニター制度を構築し，医療現場の医師・薬剤師に対する企業の販売促進活動の状況を直接収集して評価等を行い，不適切な事例については製薬企業及び医療関係者に広く公表し，警鐘とするとともに，必要に応じて，行政指導等の対応を図ることにより，企業による適正な広告活動を確保するための環境整備を進める「医療用医薬品の広告活動監視モニター事業」を平成28年度より実施しています。今般，不適切事例の報告をモニター以外からも広く受け付けるべきとの意見がモニター委員や事業報告書から指摘されたことに伴い，モニター以外の医療関係者から広く報告を受け付けることとし，「販売情報提供活動監視事業」として拡充することとなりました。

　こうした背景の下，厚生労働省医薬・生活衛生局監視指導・麻薬対策課より委託を受け，三菱UFJリサーチ＆コンサルティング株式会社では，「販売情報提供活動監視事業」の一環として本サイトを運営しております。

■ 記載方法等本報告に関するお問合せ・送付先 ■

〒105-8501　東京都港区虎ノ門5-11-2　オランダヒルズ森タワー
三菱UFJリサーチ＆コンサルティング（販売情報提供活動監視事業　事務局）
経営コンサルティング第一部　渡辺，新村，丹羽，石倉，社会政策部　田極
メール：promotion@murc.jp

■お預かりする情報の取り扱いについて

• 本事業へのご協力は皆様の自由な意思に基づくもので，ご協力いただけない場合でも不利益を被ることはありません。

• お預かりする情報は，当社の「個人情報保護方針」および「個人情報の取扱いについて」に従って適切に取り扱います〈http://www.murc.jp/profile/privacy.html〉。ご不明な点は上記の「お問合せ・送付先」までご連絡ください。

• 頂いた報告は，厚生労働省および本事業事例検討会の委員と共有させていただきます。また，回答者および回答者の所属医療機関等が特定されないように事例としてとりまとめ，有識者等で構成される事例検討会において内容を検討・確認した上で，公開することがあります。ただし，情報を提供いただいた回答者及び回答者の所属医療機関等の個別名を製薬企業に提供することは一切行いません。

記入にあたって

■回答方法
ウェブサイト（https://www.murc.jp/hanbaijohoteikyo/）より疑義報告様式をダウンロード（Excel ファイル）し，ご回答ください。詳細の記入例は下記をご参照ください。

■提出方法
回答した疑義報告（Excel ファイル）にパスワードを設定し，promotion@murc.jp までご送付ください（パスワードの設定方法は下記をご参照ください）。パスワードは，疑義報告とは別のメールにて，promotion@murc.jp までご送付ください。

また，製薬企業等からの販売情報提供活動で提供された資料等があれば合わせてメールに添付してご送付ください。

〈パスワードの設定について〉
① ファイルメニューから「名前を付けて保存」をクリックします。
② ウインドウが表示されたら，画面右下部の「ツール」をクリックし，一覧から「全般オプション」をクリックします。
③ ポップアップウインドウ内の「読み取りパスワード」ボックスに任意のパスワードを入力し，「OK」をクリックします。
④ 「パスワードの確認」が表示されます。設定したパスワードを再度入力して，「OK」をクリックします。
⑤ 「ファイル名」ボックスに任意のファイル名を入力して，「保存」をクリックすると，パスワード付きのファイルが作成されます。

■記入方法
【報告年月日・所属・氏名等】 それぞれ，ご記入ください。「所属医療機関・薬局」「氏名」「連絡先」は本報告の内容について弊社からお問合せをする際に使用いたします。それ以外では一切使用いたしません（事例検討会や報告書等でも使用することは一切ございません）。

なお，本事業では，ご報告者が医療関係者でない場合やご報告者の所属医療機関等・氏名が確認できない場合については，「疑義報告」として受理しませんこと，予めお断り申し上げます。
【①情報を入手した日】 西暦で年月日をご記入ください。
【②情報を入手した人】 報告される方ご本人が入手した場合は「1」を，それ以外の方が入手した場合は「2」を選択してください。
【③情報を提供した企業】 具体名をご記入ください。
【④情報が提供された製品名】 医薬品名を具体的に（添付文書に記載の商品名など）ご記入ください。後発医薬品の場合は，企業名（屋号）も含めてご記入ください。
【⑤先発医薬品・後発医薬品の別】 先発医薬品は「1」を，後発医薬品（バイオシミラー含む）は「2」をプルダウンより選択してください。
【⑥医薬品の薬効分類名】 添付文書の販売名コードの頭3文字分の数字により示されている，薬効分類名をプルダウンより選択してください。

2

【⑦-1　情報を入手した方法】　選択肢の中から，該当するものすべてを選択してください（複数回答可）。なお，9・10・11については，具体的な名称もご記入ください。

【⑦-2　製薬企業担当者の職種】　情報提供を行った製薬企業担当者の職種について，「MR（医薬情報担当者）」「MSL（メディカル・サイエンス・リエゾン，医学・科学的なエビデンスや高度な専門知識をもとに，医薬品の情報提供を支援する職種）」「その他」のいずれかをプルダウンより選択してください（⑦-1で「1」～「6」を選択した場合のみご回答ください）。

【⑧情報提供があったタイミング】　情報提供があったタイミングについて，「薬事承認前」「薬事承認後～保険収載前」「保険収載後」のいずれかをプルダウンより選択してください。

【⑨-1　資料の提供について】　資料の提供について，「資料あり」「資料なし」「資料を要求したがなし」のいずれかをプルダウンより選択してください。

【⑩不適切な情報提供の疑いのある項目】　1.～13.の各内容についてあてはまる場合はそれぞれプルダウンより「○」を選択してください（複数回答可）。

（ご参考）厚生労働省ホームページ：医療用医薬品の広告活動監視モニター事業報告書　等
○平成30年度報告書→〈https://www.mhlw.go.jp/content/000509783.pdf〉
○平成29年度報告書→
　〈https://www.mhlw.go.jp/file/06-Seisakujouhou-11120000-Iyakushokuhinkyoku/0000205038.pdf〉
○平成28年度報告書→
　〈https://www.mhlw.go.jp/file/06-Seisakujouhou-11120000-Iyakushokuhinkyoku/0000183615.pdf〉

〈データについて〉
1．信頼性の欠けるデータを用いた
○承認審査等で未評価のデータ，学術雑誌に未掲載のデータを用いた
○サブグループ解析の結果のみ（当初から計画されたもの以外）を用いた/等

2．整合性のないデータを用いた
○対象薬と一対一で対応していないデータ
○臨床データとは関係のない非臨床データ/等

3．（引用時に）データの抜粋・修正・統合等を行った
○例：比較試験の結果から対照群のデータを削除して紹介した場合/等

比較試験の結果から対照群のデータを削除して紹介した事例

◆医薬品の種類：抗菌薬
◆問題のあった情報提供活動・資材：MR提供資料及びホームページの臨床試験結果紹介

　C社のホームページ及びMRが提供した資料に、抗菌薬の臨床試験結果が紹介されていた。主要評価項目・副次評価項目を問わず、臨床効果、細菌学的効果、医師による評価、有害事象等の多数の掲載グラフで、<u>比較試験の結果であるにもかかわらず、引用論文には記載のあった対照薬の結果が掲載されていなかった</u>。比較対象を削除することで、C社の抗菌薬の効果や安全性を正確に評価できない可能性があった。また、主要評価項目の評価は95％信頼区間を用いて「非劣性」、「優越」の判断を行ったという記載はあるものの、その評価結果は示されていなかった。

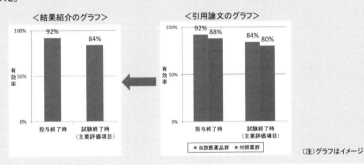

4. （引用時に）グラフの軸の尺度の変更，矢印・補助線の追加，着色等を行った
○例：3群比較試験の結果のうち，1群または2群の結果のみをグラフで示した場合／等

3群比較試験の結果のうち、1群または2群の結果のみをグラフで示した事例

◆医薬品の種類：脂質異常症治療薬
◆問題のあった情報提供活動・資材：プレゼンテーション用スライド

　院内説明会での説明スライド中において、審査報告書では3群比較試験であった、有効性を示す複数のグラフについて、1群または2群の結果のみを抽出したグラフを示していた。3群のうち2群は本剤（低用量群、高用量群）であるが、TG変化率等を比較するグラフにおいて、低用量群とプラセボ群のみの結果が紹介されていたので、審査報告書を確認したところ、投与量が増えても結果に大きな差異は見られなかった。<u>「本剤を増量しても効果に大きな差異はない」という情報も重要であり、3群比較試験の結果としてきちんと説明するべきである。</u>

5. 上記1〜4以外で事実誤認の恐れのあるデータ使用・加工をした

〈説明・表現について〉
6. 誇大な表現を用いてデータを説明した
○データに誤りはなくとも，説明時に，誇大な表現を行った場合
○例：製品名の由来（「卓越した」という意味を持つ単語が含まれる）を示し，「卓越した効果を持つ薬剤」と強調して説明する場合／等

製品名の由来をプロモーションに用いた事例

◆医薬品の種類：抗菌薬
◆問題のあった情報提供活動・資材：企業担当者による口頭説明、ヒアリング用資料

　薬剤部ヒアリングで企業担当者が、<u>製品名の由来（「卓越した」という意味を持つ単語が含まれる）を示し「卓越した効果をもつ薬剤」と強調して説明した</u>。臨床試験では、対照薬に対する非劣性が検証されたに過ぎず、製品名を利用して「卓越した」と強調してプロモーションを行うことは誇張と思われる。

7. エビデンスのない説明を行った

○例：異なる規格の製剤の情報を基に説明（10mgまたは20mgの製剤の使用が想定されているにも関わらず，5mg製剤について説明）を行った場合/等

異なる規格の製剤の情報をもとに、エビデンスに基づかない説明を行った事例

◆医薬品の種類：酸分泌抑制薬
◆問題のあった情報提供活動・資材：企業担当者による口頭説明

　企業担当者から医師が、逆流性食道炎の維持療法への本剤5mg製剤（10mg製剤と20mg製剤は後発医薬品が販売されているが、5mg製剤は販売されていない）の使用を勧奨された。逆流性食道炎の維持療法については、10mg製剤または20mg製剤の使用が想定されており、審査報告書にも10mg製剤の1日2回から1日1回への減量についてしか記載されていないにもかかわらず、医師の判断で減量が可能であることを根拠に、「5mg製剤も使用可能である」との説明を受けたとのことであった。
　また、インタビューフォームに「20mg製剤1日1回より10mg製剤1日2回の方が効果が高い」と記載されていることを根拠に、「10mg製剤1日1回より5mg製剤1日2回の方が効果が高い」との説明も行ったとのことであったが、この裏付けとなる研究はなかった。

8. 未承認の効能効果や用法用量を示した

○例：保険の査定を受けないことを説明し，暗に添付文書の記載内容に反する処方を勧奨した場合/等

保険の査定を受けないことを説明し、暗に添付文書の記載内容に反する処方を勧奨した事例

◆医薬品の種類：パーキンソン病治療薬
◆問題のあった情報提供活動・資材：企業担当者による口頭説明

　添付文書では、重篤な副作用発現のおそれがあるため、記載の併用禁忌薬剤との投与間隔について所定の間隔を置くよう明記されていた。しかし企業担当者からは、「投与間隔については明確なエビデンスがあるわけではなく、短縮しても保険の査定対象とならない」との説明を受けた。同様の説明は地域の医療機関で広く行っているようであった。

9. 上記6〜8以外で事実誤認の恐れのある表現を用いた

10. 安全性を軽視した（副作用を含む安全性等の情報提供が不十分な場合も含む）

○例：新薬の処方日数制限に反する使用方法を勧奨した場合/等

新薬の処方日数制限に反する使用方法を勧奨した事例

◆医薬品の種類：緑内障・高眼圧症治療薬
◆問題のあった情報提供活動・資材：企業担当者による口頭説明

　新薬ヒアリング時に、新薬の14日処方制限のため患者の来院間隔と合わず採用が困難であることを伝えたところ、企業担当者より「1本処方すれば1か月は使用できるので、1か月ごとの来院間隔でも可能である」との説明を受けた。

11. 利益相反に関する事項を明記しなかった

○例：製品紹介動画中で引用している論文のCOIを標示しなかった場合/等

製品紹介動画中で引用している論文のCOIを表示しなかった事例

◆医薬品の種類：鎮痛薬
◆問題のあった情報提供活動・資材：医療関係者向け情報サイト上の製品紹介動画

　医療関係者向け情報サイト上の製品紹介動画中で、本剤の安全性を示すために引用していた論文について、原著論文の責任著者は、本剤の製造販売企業の「医学専門アドバイザー」として報酬を得ているにもかかわらず、動画中ではその旨の表示はなかった。

12. 他社の製品を誹謗・中傷する表現を用いた

○例：本剤のバイオシミラーにとって不利益となる情報提供を積極的に行った場合/等

本剤のバイオシミラーにとって不利益となる情報提供を積極的に行った事例

◆医薬品の種類：抗がん剤
◆問題のあった情報提供活動・資材：企業担当者による情報提供

企業担当者より、**問い合わせも行っていないにもかかわらず**、「**本剤のバイオシミラーが海外で承認されなかった**」との情報提供を受けた。なお、その詳細に関する情報は「入手していない」とのことであった。同様の事例は複数のモニター医療機関から報告されており、他にも以下のような情報提供があった。

- バイオシミラーが外挿によって適応取得しており、臨床試験が少ないことを強調するような説明。
- バイオシミラーが先行バイオ医薬品と「同等／同質」ではあるが、「同一」ではないことを強調するような説明。
- 「既に先行バイオ医薬品を使用している患者については、バイオシミラーに切り替えることはできない」との説明（切り替え自体は禁止されていない）。
- 本剤とは無関係である別の製品のバイオシミラーに対する、「効果は疑問である」「精製が悪い」といった発言。

13. その他

○上記にあてはまらないが，違反が疑われる場合

【⑪悪質だと疑われる項目】 1.～3.の各項目についてあてはまる場合はそれぞれプルダウンより「○」を選択してください（複数回答可）。

【⑫問題があると思われる内容・その理由】 問題があると思われる内容と，その理由について，具体的にご記入ください。この内容について具体的なご記入がない場合は，疑義内容について判断がつきかねるため，事務局よりご照会させていただきます。

【⑬事例としての取扱いについて】 ご報告いただいた医療機関等や製薬企業のMR個人，医薬品等が特定できないよう，3ページから5ページに記載の「例」のような形式で事例としてとりまとめることを予定しております。その際は，ご報告いただいた医療機関等が特定されないように留意して取りまとめを行います。なお，製薬企業等との詳細なやりとりが記載されている等の理由により，そのまま事例として取り上げると，医療機関等が特定される恐れがあるなどの特別な理由がある場合は，「事例化には注意が必要」欄のプルダウンにより「○」を選択し，理由をご記入ください。また，一定期間経過後は事例としてまとめ公表することについて支障がなくなる場合は，注意が必要な期間をご記入ください（例：市販後であれば事例化は問題ない）。

※ご記入方法等がご不明の場合は，下記までお問合せください。

■お問合せ先：
三菱UFJリサーチ＆コンサルティング　渡辺，新村，丹羽，石倉，田極
メール：promotion@murc.jp

疑義報告

送付先：promotion@murc.jp
三菱UFJリサーチ＆コンサルティング株式会社　販売情報提供活動監視事業　事務局宛
電話：(代表)03-6733-1012 経営コンサルティング第一部
送付の際には、ファイルにパスワードを掛け、宛先に間違いのないようご注意ください

報告年月日：		yyyy/mm/ddの形式でご記入ください
所属医療機関・薬局：		
氏名：		
職種： ※該当するものをプルダウン式で選択		(プルダウン式：薬剤師／医師／その他)
連絡先（e-mail、電話番号）：		※詳細をお伺いすることがありますので、ご連絡先は必ずご記入ください。

①情報を入手した日		
②情報を入手した人 ※該当するものをプルダウン式で選択	1．本人	
	2．本人以外	
③情報を提供した企業		
④情報が提供された製品名		
⑤先発医薬品・後発医薬品の別 ※該当するものをプルダウン式で選択	1．先発医薬品	
	2．後発医薬品（バイオシミラー含む）	
⑥医薬品の薬効分類名 ※該当するものをプルダウン式で選択		※薬効分類コード（3桁）に対応する薬効分類名を選んでください (プルダウン式　薬効分類コード＋薬効分類名)
⑦-1情報を入手した方法 ※該当するもの全てをプルダウン式で選択	1．製薬企業担当者（口頭説明）	
	2．製薬企業担当者（印刷物・提供）	
	3．製薬企業担当者（印刷物・持ち帰り）	
	4．製薬企業担当者（データ・提供）	
	5．製薬企業担当者（データ・持ち帰り）	
	6．企業の製品説明会（Ｗｅｂによるものを除く）	
	7．Ｗｅｂセミナー	
	8．企業のホームページ	
	9．医療関係者向け情報サイト →サイト名：（　　　　　　　　　　　　　　　）	
	10．医療関係者向け専門誌・学会誌 →誌名・月号：（　　　　　　　　　　　　）	
	11．その他 →入手方法：（　　　　　　　　　　　　　　）	
（⑦-1で1～6を選んだ場合） ⑦-2 製薬企業担当者の職種 ※該当するものをプルダウン式で選択		(プルダウン式：MR／MSL／その他)
⑧情報提供があったタイミング ※該当するものをプルダウン式で選択		(プルダウン式：薬事承認前／薬事承認後～保険収載前／保険収載後)
⑨-1資料の提供について ※該当する場合、プルダウン式で選択		(プルダウン式：資料あり／資料なし／資料を要求したがなし)
（⑨-1で資料ありと選んだ場合） ⑨-2 提供された資料について	提供された資料を本報告の送付メールに添付ください	

⑩不適切な情報提供の疑いのある項目 ※該当するもの全てをプルダウン式で選択	データについて	
	1．信頼性の欠けるデータを用いた	・承認審査等で未評価のデータ、学術雑誌に未掲載のデータ ・サブグループ解析の結果（当初から計画されたもの以外）／等
	2．整合性のないデータを用いた	・対象集団と一対一で対応していないデータ ・臨床データとは関係のない非臨床データ／等
	3．（引用時に）データの抜粋・修正・統合等を行った	
	4．（引用時に）グラフの軸の尺度の変更、矢印・補助線の追加、着色等を行った	
	5．上記1～4以外で事実誤認の恐れのあるデータ使用・加工をした	
	説明・表現について	
	6．誇大な表現を用いてデータを説明した	
	7．エビデンスのない説明を行った	
	8．未承認の効能効果や用法用量を示した	
	9．上記6～8以外で事実誤認の恐れのある表現を用いた	
	10．有効性のみを強調した（副作用を含む安全性等の情報提供が不十分な場合も含む）	
	11．利益相反に関する事項を明記しなかった	
	12．他社の製品を誹謗・中傷する表現を用いた	
	13．その他	
⑪悪質だと疑われる項目 ※該当するもの全てをプルダウン式で選択	1．明確に法律違反であるもの	
	2．保健衛生上の危害の発生が強く予想されるもの	
	3．問題がある行為が広範に行われていることが強く予想されるもの	
⑫問題があると思われる内容・その理由		
⑬事例としての取扱いについて ※該当する場合、プルダウン式で選択	事例としての公表には注意が必要 →その理由：（　　　　　　　　　　　　　　　） →注意が必要な期間：（　　　　　　　　　　）	※事例として公表する際には報告者が特定できない形で行いますが、匿名化が難しい特別な理由がある場合は○を選択し、理由を記入してください。 ※一定期間後は事例として公表することに支障がない場合は、注意が必要な期間を記入してください。（例:市販後であれば事例として公表することは問題ない）

（参考）

医薬品・医療機器等における広告規制について

1. 広告規制の関連条文

「医薬品，医療機器等の品質，有効性及び安全性の確保等に関する法律（昭和35年法律第145号）」（以下，薬機法という。）においては，以下3点について禁止・制限規定が設けられている。

①虚偽・誇大広告の禁止（法第66条）
- 医薬品等の名称，製造方法，効能・効果，性能に関して，虚偽・誇大な記事の広告・記述・流布を禁止
- 医薬品等の効能・効果，性能に関して，医師等が保証したと誤解されるおそれのある記事の広告・記述・流布を禁止
- 医薬品等に関して堕胎暗示，わいせつにわたる文書・図画の禁止

②特定疾病用医薬品広告の制限（法第67条）
- 医師等の指導下で使用されるべき，がん等の特定疾病用の医薬品に関して，医薬関係者以外の一般人を対象とする広告を制限

③未承認医薬品の広告の禁止（法第68条）
- 未承認医薬品等の名称，製造方法，効能・効果，性能に関する広告の禁止

2. 広告の該当性

薬機法における医薬品等の広告に該当するものは，以下の3要件を満たすものとする。広告の媒体は問わない。（口頭の説明も含む。）

※「薬事法における医薬品等の広告の該当性」（平成10年9月29日医薬監第148号厚生省医薬安全局監視指導課長通知）

- 顧客を誘引する（顧客の購入意欲を昂進させる）意図が明確であること
- 特定医薬品等の商品名が明らかにされていること
- 一般人が認知できる状態であること

3. 医薬品等適正広告基準

① 「医薬品等適正広告基準」（平成29年9月29日薬生発0929第4号厚生労働省医薬・生活衛生局長通知）
② 「医薬品等適正広告基準の解説及び留意事項」（平成29年9月29日薬生監麻発0929第5号厚生労働省医薬・生活衛生局長通知）

目的：
- 医薬品等の広告が虚偽，誇大にわたらないようにするとともにその適正化を図ること。

広告を行う者の責務：
- 使用者が当該医薬品等を適正に使用することができるよう，正確な情報の伝達に努めること。

主な基準：
- 医薬品等の品位の保持
- 虚偽，誇大なおそれのある広告の禁止

- 過量消費又は乱用助長を促すおそれのある広告の禁止
- 医療用医薬品等の一般人向け広告の禁止
- 他社製品のひぼう広告の制限
- 医薬関係者等の推せん表現の禁止　等

4. 医療用医薬品の販売情報提供活動ガイドライン
　① 「医療用医薬品の販売情報提供活動に関するガイドライン」(平成30年9月25日薬生発0925第1号厚生労働省医薬・生活衛生局長通知)
　② 「医療用医薬品の販売情報提供活動に関するガイドラインに関するQ＆A」(平成31年2月20日厚生労働省医薬・生活衛生局監視指導・麻薬対策課事務連絡)
　③ 「医療用医薬品の販売情報提供活動に関するガイドラインに関するQ＆A(その2)」(平成31年3月29日厚生労働省医薬・生活衛生局監視指導・麻薬対策課事務連絡)
　④ 「医療用医薬品の販売情報提供活動に関するガイドラインに関するQ＆A(その3)」(令和元年9月6日厚生労働省医薬・生活衛生局監視指導・麻薬対策課事務連絡)

目的：
- 医療用医薬品の販売情報提供活動において行う広告又は広告に類する行為を適正化することにより，適正使用を確保し，もって保健衛生の向上を図ること。

適用範囲等：
- 医薬品製造販売業者，その委託先・提携先企業及び医薬品卸売販売業者が行う販売情報提供活動が対象。
- 「販売情報提供活動」とは，能動的・受動的を問わず，特定の医療用医薬品の名称又は有効性・安全性の認知の向上等による販売促進を期待して，情報を提供すること。
- 「販売情報提供活動の資材等」とは，当該活動に使用される資料及び情報をいい，口頭による説明，パソコン上の映像，電磁的に提供されるもの等，その提供方法，媒体を問わない。
- 医薬情報担当者，メディカル・サイエンス・リエゾンその他の名称やその所属部門にかかわらず，雇用する全ての者等に対し適用。

基本的考え方：
- 販売情報提供活動の原則

医薬品製造販売業者等の責務：

販売情報提供活動の担当者の責務：

その他：
- 未承認薬・適応外薬等に関する情報提供
- 医薬関係者の責務　等

※上記の関連通知等については，厚生労働省ホームページに掲載しておりますので，適宜御確認ください。
https://www.mhlw.go.jp/stf/seisakunitsuite/bunya/kenkou_iryou/iyakuhin/koukokukisei/index.html

課徴金納付命令に係る対価合計額の算定の方法について

令和3年7月6日薬生監麻発0706第1号
各都道府県・保健所設置市・特別区薬務主管部（局）長あて
厚生労働省医薬・生活衛生局監視指導・麻薬対策課長通知

　今般，医薬品，医療機器等の品質，有効性及び安全性の確保等に関する法律等の一部を改正する法律（令和元年法律第63号）の一部が本年8月1日に施行されることにより，課徴金納付命令が規定される。課徴金納付命令に係る対価合計額の算定の方法について，下記のとおり取り扱うこととしたので，御了知の上，貴管下関係者に対して周知いただきますよう御配慮願います。

記

第1　対価合計額
　課徴金額算定の根拠となる，医薬品，医療機器等の品質，有効性及び安全性の確保等に関する法律（昭和35年法律第145号。以下「医薬品医療機器等法」という。）第75条の5の2第1項に規定する，課徴金対象期間に取引をした課徴金対象行為（以下「課徴金対象行為」という。）に係る医薬品等の対価の額（以下「対価額」という。）の合計額（以下「対価合計額」という。）は，売上高（事業活動から生ずる収益から費用を差し引く前の額（消費税相当額を含む。）をいう。）とする。

第2　対価合計額の算定方法
　課徴金算定の基礎となる対価合計額は，「1　総対価額の算定方法」のとおり算定した総対価額から，「2　総対価額からの控除項目」の控除項目の合計額を控除して算定する。
　1　総対価額の算定方法
　　(1)　総対価額は，原則として，医薬品医療機器等法第75条の5の2第2項に規定する課徴金対象期間（以下「課徴金対象期間」という。）において引き渡した（医療機器プログラムの場合は電気通信回線を通じて提供することを含む。以下同じ。）課徴金対象行為に係る医薬品等の対価を合計する方法（引渡基準）によって算定する。
　　(2)　課徴金対象行為に係る医薬品等の対価がその契約の締結の際に定められる場合において，課徴金対象期間において引き渡した医薬品等の対価の額の合計額と課徴金対象期間において締結した契約により定められた医薬品等の対価の額の合計額との間に著しい差異を生ずる事情があると認められるときは，売上額の算定の方法は，課徴金対象期間において締結した契約により定められた医薬品等の対価の額を合計する方法（契約基準）によって算定する。
　　　　なお，契約基準を用いるか否かについては，実際に両方の方法で額を計算し，その額に著しい差異が生じたか否かによってではなく，そのような著しい差異が生じる蓋然性が類型的又は定性的に認められるか否かによって判断する。
　2　総対価額からの控除項目
　　(1)　総対価額を引渡基準により算定する場合，総対価額からの控除項目は，以下のとおりとする。

ア 課徴金対象期間において医薬品等の量目不足，品質不良又は破損，役務の不足又は不良その他の事由により対価の額の全部又は一部を控除した場合

・控除した額

イ 課徴金対象期間において医薬品等が返品された場合

・返品された医薬品等の対価の額

ウ 医薬品等の引渡しを行う者が引渡しの実績に応じて割戻金の支払を行うべき旨の書面による契約（一定の期間内の実績が一定の額又は数量に達しない場合に割戻しを行わない旨を定めるものを除く。）があった場合

・課徴金対象期間におけるその実績について当該契約で定めるところにより算定した割戻金の額（一定の期間内の実績に応じて異なる割合又は額によって算定すべき場合にあっては，それらのうち最も低い割合又は額により算定した額）

なお，上記ア又はイの規定は，それぞれ，課徴金対象期間内に医薬品等の量目不足等により対価の額が控除された場合における控除額や同期間内に返品された場合における返品された医薬品等の対価相当額を控除することを規定するものであり，同期間中に引き渡した医薬品等の量目不足等による控除又は返品であるか否かは，上記ア又はイの該当性とは関係がない。一方，上記ウに該当する割戻金の額は，課徴金対象期間中に引き渡した医薬品等に対応する割戻金の額に限定される。

(2) 契約基準により総対価額を算定する場合には，上記 (1) のウを準用する。

なお，引渡基準により算定する場合には総売上額からの控除項目となる不足等による値引きと返品は，契約基準により算定する場合には契約の修正という形で行われ，修正された契約額が総売上額となる。

以上

課徴金納付命令に係る対価合計額の算定の方法に関するQ&Aについて

令和3年7月6日
各都道府県・保健所設置市・特別区衛生主管部（局）薬務主管課あて
厚生労働省医薬・生活衛生局監視指導・麻薬対策課事務連絡

　課徴金納付命令に係る対価合計額の算定の方法については，「課徴金納付命令に係る対象者及び対価合計額の算定の方法」（令和3年7月6日付け薬生監麻発0706第1号厚生労働省医薬・生活衛生局監視指導・麻薬対策課長通知）により，通知したところです。

　今般，別添のとおり，課徴金納付命令に係る対価合計額の算定の方法に関するQ&Aを取りまとめましたので，御了知の上，貴管下関係者に対して周知いただきますよう御配慮願います。

〈別添〉

Q1 医薬品，医療機器等の品質，有効性及び安全性の確保等に関する法律（昭和35年法律第145号。以下「医薬品医療機器等法」という。）第75条の5の2に規定する取引とは，具体的にはどのようなものか。

A1 例えば，製造販売業者，卸売販売業者，販売業者等が行う取引です。

また，医薬品医療機器等法に基づく業の許可を受けた者等が行う取引に限るものではないため，例えば既に市場に出荷されている化粧品や医薬部外品を販売する者が行う取引も含まれます。

なお，例えば，新聞社，雑誌社，放送事業者，インターネット媒体社等の広告媒体事業者及びこれら広告媒体事業者に対して広告の仲介，取次ぎをする広告代理店，サービスプロバイダー等が行う取引は含まれません。

Q2 対価額は，具体的にはどのようなものか。

A2 対価額は，直接の取引先に対する対価額を指します。

例えば，製造販売業者，卸売業者及び販売業者を順に介して患者に医薬品等が販売される場合の製造販売業者における対価額とは，製造販売業者から卸売業者に対する対価額を指し，卸売業者から販売業者に対する対価額又は販売業者から患者に対する対価額を指すものではありません。

Q3 契約基準による場合は，具体的にはどのような場合か。

A3 例えば，課徴金対象行為に係る医薬品等が製造に非常に時間のかかる大型の医療機器のように，契約から引き渡しまでに長時間を要するような場合には，契約基準を用いることがあると考えられます。

ディオバン事案（上告棄却決定文）

平成30年（あ）第1846号　薬事法違反被告事件
令和3年6月28日　第一小法廷決定

主文
本件各上告を棄却する。

理由

　検察官の上告趣意は，判例違反をいう点を含め，実質は単なる法令違反，事実誤認の主張であって，刑訴法405条の上告理由に当たらない。

　所論に鑑み，薬事法（平成25年法律第84号による改正前のもの。以下同じ。）66条1項違反の罪の成否について，職権で判断する。

1　本件各公訴事実の要旨は，次のとおりである。

　被告人A株式会社（以下「被告会社」という。）は，医薬品等の製造・販売等を営む株式会社であり，被告人B（以下「被告人」という。）は，被告会社の従業員として，D医科大学大学院医学研究科に所属する医師らにより実施された被告会社が製造・販売する高血圧症治療薬X（商品名「Y」）を用いた臨床試験（以下「本件臨床試験」という。）及びその結果に基づいて行うサブ解析又は補助解析について臨床データの解析等の業務を担当していたものであるが，被告人は，被告会社の業務に関し，(1)補助解析の結果を被告会社の広告資材等に用いるため，本件臨床試験の主任研究者であるE及び同研究者であるFらと共に，高血圧症治療薬であるカルシウム拮抗薬とXとの併用効果に関する本件臨床試験の補助解析論文を記述するに当たり，同論文の定義に基づかないで薬剤の投与群を群分けし，本件臨床試験において確認された他剤投与群の脳卒中等のイベント数を水増しし，統計的に有意差が出ているか否かの指標となる値につき解析結果に基づかない数値を記載するなどして作成した虚偽の図表等のデータをFらに提供し，同人らをして，同データに基づいて，同論文原稿の本文に，英語で，Xを併用ないし追加投与した場合，そうでない場合に比べて狭心症や脳卒中の発生率が有意に低かった旨等の虚偽の記載をさせるとともに同図表等を同論文原稿に掲載させ，Fをして，海外に本店を置く雑誌社が発行する学術雑誌に同論文原稿を投稿させ，同社のホームページに同論文を掲載させて，不特定多数の者が閲覧可能な状態にし，(2)サブ解析の結果を被告会社の広告資材等に用いるため，E及びサブ解析の研究者であるGらと共に，冠動脈疾患を有する高リスク高血圧患者におけるXの追加投与の効果に関する本件臨床試験のサブ解析論文を記述するに当たり，本件臨床試験において確認された他剤投与群の脳卒中等のイベント数を水増しし，同水増しを前提に解析するなどして作成した虚偽の図表等のデータをGらに提供し，同人らをして，同データに基づいて，同論文原稿の本文に，英語で，冠動脈疾患の既往歴がある被験者の場合，X投与群の方が他剤投与群と比較して脳卒中の発生率が有意に低かった旨虚偽の記載をさせるとともに同図表等を同論文原稿に掲載させ，Gをして，海外に本店を置く雑誌社が発行する学術雑誌に同論文原稿を投稿させ，同社が管理するウェブサイトに同論文を掲載させて，不特定多数の者が閲覧可能な状態にし，もってそれぞれ医薬品であるXの効能又は効果に関して，虚偽の記事

を記述した。

2　薬事法66条1項は、「何人も、医薬品、医薬部外品、化粧品又は医療機器の名称、製造方法、効能、効果又は性能に関して、明示的であると暗示的であるとを問わず、虚偽又は誇大な記事を広告し、記述し、又は流布してはならない。」と規定する。

　第1審判決は、事実関係については、本件各公訴事実記載の事実をおおむね認めたが、薬事法66条1項が規制するのは、顧客を誘引するための手段として同項所定の事項を広く世間に告げ知らせる行為であり、「記事の記述」も同手段としてされるものであることを要するとした上で、本件各公訴事実記載の各論文（以下「本件各論文」という。）を作成し、本件各公訴事実記載の各雑誌（以下「本件各雑誌」という。）に投稿して掲載させた行為は、一般の学術論文の学術雑誌への掲載と異なるところはなく、同手段としての性質を有しないから、同項の規制する「記事の記述」に当たらないとして、被告人及び被告会社に対し、無罪を言い渡した。原判決も、同項の規制する行為につき、顧客誘引の手段となっていること（誘引手段性）を要するとして第1審判決とおおむね同旨の解釈を採り、被告人の行為の同項該当性に関する第1審判決の判断も是認して、検察官の各控訴を棄却した。

3　所論は、薬事法66条1項の規制する「記事の記述」とは、同項所定の事項を記載して広く一般に知らしめる行為をいい、誘引手段性を要するものではなく、また、仮に同手段性を要すると解したとしても、被告人の行為には同手段性が認められるから、「記事の記述」に該当すると主張する。

　薬事法は、医薬品、医薬部外品、化粧品及び医療機器（以下「医薬品等」という。）の品質、有効性及び安全性の確保のために必要な規制を行うこと等により、保健衛生の向上を図ることを目的とし（1条）、その目的を達成するために、医薬品等の製造・販売等に関して厳格な規制を設けている。このような同法の目的・趣旨に加え、我が国における医薬品等の広告規制の沿革等に照らすと、同法66条1項は、商品・製品である医薬品等の効能、効果等に関し、虚偽又は誇大な情報を発信することにより一般消費者等の需要者又は医薬品を処方する医師等の認識を誤らせ、適切とはいえない医薬品等を選択させ摂取等をさせることによって保健衛生上の危害が生ずることを防止しようとする趣旨であると解される。このような同項の趣旨及びその保護法益に照らすと、同項の規制する「記事を広告し、記述し、又は流布」する行為は、特定の医薬品等に関し、当該医薬品等の購入・処方等を促すための手段として、不特定又は多数の者に対し、同項所定の事項を告げ知らせる行為をいうと解するのが相当である。

　そして、上記のような薬事法66条1項の趣旨及びその保護法益に鑑みると、同項該当性の判断に当たっては、特定の医薬品等に関する告知がその受領者によりどのようなものとして受け止められるかが重要であり、同項の規制する特定の医薬品等の購入・処方等を促すための手段としてされた告知といえるか否かは、当該告知の内容、性質、態様等に照らし、客観的に判断するのが相当である。

　第1審判決及び原判決の認定並びに記録によれば、本件各論文は、医科大学大学院に所属する研究者であり医師である者らによって実施された本件臨床試験の補助解析及びサブ解析の結果を取りまとめた学術論文であり、研究者らを著者とし、同補助解析等の結果得られたとされる新規の医学的発見に関し、研究の目的、方法、条件等を開示し、研究者らの考察を示し、研究の限界なども付記するなど、通常の学術論文の作法に従って作成されたものであること、本件各論文が投稿され、掲載された本件各雑誌は、いずれも査読を要する医学分野の専門的学術

雑誌であることが認められる。このような本件各論文の内容，性質，本件各雑誌の性質等に照らすと，本件各雑誌に掲載された本件各論文の主な読者層は研究者や医師等の医学分野の専門家であると想定され，本件各論文の本件各雑誌への投稿，掲載は，著者である研究者らによる同一分野の専門家らに向けた学術研究成果の発表であるといえる。そして，このような専門的学術雑誌における学術研究成果の発表は，同一分野の専門家らによる検証・批判にさらされ，批判的意見も含む議論を通じ，その内容の正当性が確認されていくことが性質上当然に予定されているものということができる。以上のような本件各論文の本件各雑誌への掲載という情報発信の性質等は，本件各公訴事実記載の被告人の行為によって変わるものではない。

以上によれば，本件各論文の本件各雑誌への掲載は，特定の医薬品の購入・処方等を促すための手段としてされた告知とはいえず，薬事法66条1項の規制する行為に当たらないというべきである。

したがって，被告人に薬事法66条1項違反の罪は成立せず，被告会社にもその両罰規定は適用されない。以上と同旨の原判決の結論は正当である。

4　よって，刑訴法414条，386条1項3号により，裁判官全員一致の意見で，主文のとおり決定する。なお，裁判官山口厚の補足意見がある。

裁判官山口厚の補足意見は，次のとおりである。

私は，法廷意見に全面的に賛同するものであるが，補足して意見を述べておきたい。

薬事法66条1項の規制対象となるためには，問題となる「記事の記述」が特定の医薬品等の購入・処方等を促すための手段としてされたものであることが必要であるという法廷意見の解釈は，同法及び同項の目的・趣旨等を明らかにすることによって導かれたものであり，表現の自由や学問の自由等を保障する憲法への適合性を確保するために行われるいわゆる合憲限定解釈の手法によったものではない。とはいえ，所論のような解釈を採り，本件におけるような学術論文の作成・投稿・掲載を広く同項による規制の対象とすることは，それらが学術活動の中核に属するものであり，加えて，同項が虚偽のみならず誇大な「記事の記述」をも規制対象とするものであることから，学術活動に無視し得ない萎縮効果をもたらし得ることになろう。それゆえ，その結果として，憲法が保障する学問の自由との関係で問題を生じさせることになる。このことを付言しておきたい。

（裁判長裁判官：山口厚，裁判官：池上政幸，小池裕，木澤克之，深山卓也）

ファーマ・インテグリティ株式会社：監修

　Integrity Partner として，製薬企業のコンプライアンス体制の構築を支援するプロフェッショナルなコンサルティング・ファーム。レギュレーションに対する専門的知見と，製薬業界における豊富なビジネス経験を有機的に連携させた，実践的なアドバイスを得意としている。また，コンプライアンスに対する日常の問合せへの対応から，社内規定の整備，役員・従業員への研修まで幅広いサービスを提供している。

木嶋洋平（弁護士・ニューヨーク州弁護士）：編著

京都大学法学部卒業
早稲田大学法務研究科修了
コーネル大学ロースクール（LL.M.）修了

2012 年	弁護士登録
2013～2017 年	エーザイ株式会社法務部
2015 年	ニューヨーク州弁護士登録
2017～2018 年	CSL ベーリング株式会社法務・コンプライアンス部部長
2019 年～	新四谷法律事務所
	ファーマ・インテグリティ株式会社（取締役）

【著書】
• 「製薬企業におけるコンプライアンスの実現 改訂版」（薬事日報社，2019 年，共著）
• 「医療用医薬品広告規制ハンドブック」（薬事日報社，2020 年，編著）
• 「医療用医薬品利益供与・贈収賄規制ハンドブック」（薬事日報社，2021 年，編著）
• 「Q&A でわかる業種別法務 医薬品・医療機器」（中央経済社，2019 年，日本組織内弁護士協会監修（共著））

医療用医薬品広告規制ハンドブック　第2版
Handbook of Japanese Regulations on Advertisement of Prescription Drugs 2nd Edition

2024 年 3 月 25 日　第 1 刷発行

　　　　監　修　ファーマ・インテグリティ株式会社
　　　　編　著　木嶋 洋平

　　　　発　行　株式会社薬事日報社　https://www.yakuji.co.jp/
　　　　　　　　[本社] 東京都千代田区神田和泉町 1 番地　電話 03-3862-2141
　　　　　　　　[支社] 大阪市中央区道修町 2-1-10　電話 06-6203-4191

デザイン・印刷　永和印刷株式会社

ISBN978-4-8408-1629-8